儿科专家告诉你宝宝生病怎么办

新世纪儿童医院健康宝贝课堂

新世纪儿童医院专家组 / 编著

U0391614

健康分册

中国妇女出版社

图书在版编目（CIP）数据

儿科专家告诉你宝宝生病怎么办/新世纪儿童医院
专家组编著. —北京：中国妇女出版社，2015.1
ISBN 978 - 7 - 5127 - 1004 - 7

Ⅰ. ①儿…　Ⅱ. ①新…　Ⅲ. ①小儿疾病—防治　Ⅳ.
①R72②TS976.31

中国版本图书馆 CIP 数据核字（2014）第 290627 号

儿科专家告诉你宝宝生病怎么办

作　　　者：新世纪儿童医院专家组　编著
责任编辑：路　杨
封面设计：柏拉图
责任印制：王卫东
出版发行：中国妇女出版社
地　　　址：北京东城区史家胡同甲 24 号　　邮政编码：100010
电　　　话：（010）65133160（发行部）　　65133161（邮购）
网　　　址：www. womenbooks. com. cn
经　　　销：各地新华书店
印　　　刷：北京联兴华印刷厂
开　　　本：170×230　1/16
印　　　张：16.25
字　　　数：220 千字
版　　　次：2015 年 1 月第 1 版
印　　　次：2015 年 1 月第 1 次
书　　　号：ISBN 978 - 7 - 5127 - 1004 - 7
定　　　价：39.80 元

本书编委会

北京新世纪儿童医院

周　红	主任医师，医疗总监，小儿外科专家
王　雷	主任医师，医疗副总监，儿科全科专家
刘晓雁	主任医师，小儿皮科专家
吴　倩	主任医师，小儿眼科专家
于　刚	主任医师，小儿眼科专家
赵　京	主任医师，变态反应专家
邹丽萍	主任医师，神经内科专家
张亚梅	主任医师，小儿耳鼻喉科专家
李惠民	副主任医师，呼吸内科专家
梁京宾	副主任医师，儿科全科专家
李云娟	副主任医师，新生儿科专家
杨　凌	副主任医师，儿科全科专家
王凌夏	副主任医师，儿科全科专家
谢　艺	副主任医师，小儿外科全科专家
杨景秀	副主任药剂师，药剂科主任
曾向红	副主任医师，小儿外科全科专家
陈　珂	主治医师，儿童保健专家
薛　梅	主治医师，儿童保健专家
张志华	主治医师，小儿眼科专家
刘宏欣	主管护师，新生儿科护士长

北京新世纪妇儿医院

段建华　　　副主任医师，儿童保健专家

冯　晖　　　副主任医师，儿科全科专家

陈　英　　　主治医师，儿科全科专家

王　晶　　　主治医师，小儿口腔科专家

北京新世纪荣和诊所

祝佳佳　　　主管护师，诊所护士长

天津新世纪儿童医院

刘　跃　　　主任医师，耳鼻喉科专家

天津新世纪妇儿医院

牛建平　　　主任医师，呼吸内科专家

杨　暄　　　主任医师，儿科全科专家

赵津生　　　主任医师，呼吸内科专家

前　言

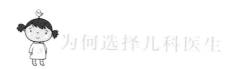

为何选择儿科医生

儿科医生是保证儿童健康的专家。经过了长期艰苦的医学积累，才能成为一名能够处理新生儿、未成年儿童生长发育问题的合格医生。

在医学院，儿科医生首先经过几年基础医学的教育，以及专门的儿科学习。学习过程中积累的经验，让他们能充分理解作为父母的担心和害怕，更重要的是能够给予父母有效的建议，尽量使用简单的治疗方法，而避免不必要的昂贵开销。

另外，儿科医生拥有对于各种罕见病例的诊疗经验，能够正确诊断和及时治疗，甚至对孩子的个性、健康、成长都产生影响。

你可以向儿科医生请教各种问题：当你在哺乳期的时候，当你有常见问题想要咨询的时候，或者不巧你的孩子生病需要住院治疗的时候。儿科医生是更专业、更细心、更让你放心的医生。

当孩子没有生病的时候，儿科医生能做什么

　　儿科医生能提供最有价值的建议，特别是在妈妈养育第一个小孩的时候。例如，如何给孩子洗澡，如何让孩子在两餐之间等待……又或者在需要时给予孩子专业的照顾。他们不仅仅是一个医者，也陪伴妈妈和宝宝一起走过整个成长和发育的过程，确保宝宝的健康成长和家庭中各项关系的正常建立。当妈妈突然之间要自己负责一个脆弱、娇小的生命时，有儿科医生在身边，给妈妈正确的指导，照顾孩子的健康。

CONTENTS

目录

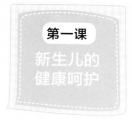
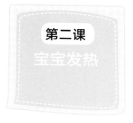
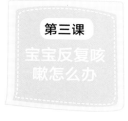
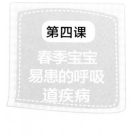

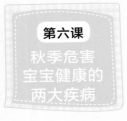
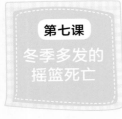
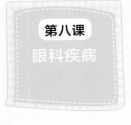

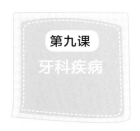
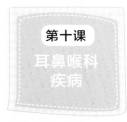
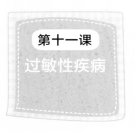
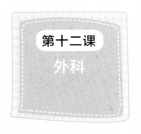
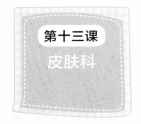

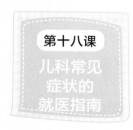

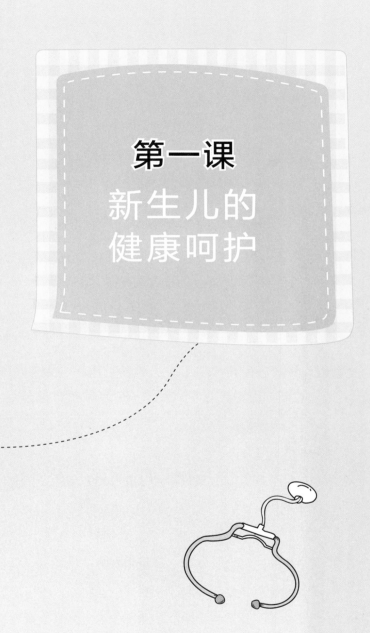

第一课

新生儿的
健康呵护

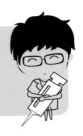

新生儿期是指从胎儿离开母体到 28 天这段时间。新生儿极为娇嫩与脆弱，且极易出现一些较为特殊的生理病理特征。

那么，怎样判断一个新生儿健康与否呢？新生儿的哪些表现是生病或异常的信号呢？除了身体，要怎么检查新生儿的行为能力是否健康呢？

健康新生儿的生理特征

新生儿健康与否，可从三方面判断：体格、生理现象、对外界的反应。

1 体格

足月新生儿出生时平均体重 3000 克左右。出生后 1 周常会有体重暂时减轻的现象，10 天内即可恢复，称之为生理性体重下降。身长平均 50 厘米左右，头围约为 34 厘米。新生儿的头顶前中央的囟门呈长菱形，平坦，有时可见搏动。腹部柔软，较膨隆。全身皮肤柔软红润，表面有少量胎脂，皮下脂肪较丰满。双手握拳，四肢呈蛙状体位。健康的小生命降生后，在啼哭数声后开始用肺呼吸。两周内每分钟呼吸 40～50 次，在睡梦中有时可见呼吸时快时慢，但面色应始终红润。新生儿的脉搏平静时以每分钟 90～140 次为正常。

2 生理现象

新生儿头两天大便呈黑绿色，无气味，为胎便，2~3 天内排净后逐渐转为黄色。新生儿出生后 24 小时内开始排尿，逐渐达到每天 6~7 次以上。若宝宝持续尿量少，应及时寻找原因，避免引起低血糖、脱水、电解质紊乱等严重后果。新生儿体温在 36 摄氏度~37.4 摄氏度。多数新生儿出生后第 2~3 天皮肤轻微发黄，7~10 天逐渐消退。但若宝宝出现四肢手足黄染，或出现黄疸迟迟不退，又或是退而复现的情况，均须及时就诊，排除病理性黄疸。

3 对外界的反应

健康的新生儿哭声响亮，出生后半小时内可俯卧于母亲胸前吮吸和吞咽母乳；物体碰触口唇时会引起吮吸动作；对母亲的触摸、抚抱，感受灵敏，对母乳的香气显示出喜爱；觉醒时会慢慢睁开双眼，漫无目的地环视周围；能看见离眼 20 厘米~30 厘米远的鲜艳物体，有物品靠近眼睛时会眨眼；宝宝觉醒时，离其 10 厘米~15 厘米发出的响声可使其四肢躯体活动突然停止，似在注意聆听声音。

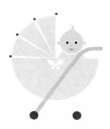

1 呼吸次数不正常

新生儿的呼吸次数应为 40 次/分 ~ 50 次/分。新生儿的胸廓运动幅度小，以腹式呼吸为主。因此，最好是观察新生儿的腹部呼吸运动来监测其呼吸情况。

以下情况立即就医

安静情况下，若新生儿呼吸次数大于 60 次/分则为呼吸增快，可能患有新生儿肺炎，特别是出现脸色发青、口吐泡沫、呛奶症状时，应马上就医。新生儿肺炎不一定有发热、咳嗽等症状。

2 体重不增长

新生儿出生后的最初几天，吃奶较少、经皮肤和呼吸道丢失的体内水分较多以及大小便的排出，使新生儿的体重在出生后的 2 ~ 6 天内有所下降，减轻的体重约是刚出生时的 6% ~ 9%，为生理性体重下降，属正常现象。

以下情况立即就医

新生儿如果在出生 10 天后，体重仍未恢复到出生水平或下降过多，则说明新生儿体内存在异常。该情况应立即就医，及早确定体重不增原因，给予相应治疗。

宝宝体重不增的最常见的原因是喂养不当和疾病的影响，例如未及时发现母乳不足。对于人工喂养的新生儿，有的家长担心奶粉过稠会导致新生儿消化不良或上火，未按需喂养，或给新生儿配奶时加水太多，使新生儿长期处于饥饿状态，影响体重增加。此外，体重不增还可能是因为新生儿患有的疾病并没有得到有效的控制，尤其是感染性疾病，也还包括一些少见病，如遗传代谢病、先天性心脏病等。

3 发热

新生儿体温调节功能尚未发育成熟。如果室内温度高或是捂得太严实，新生儿就会发热。如果喂养不当，新生儿液体量摄取不足（摄取液体量充足的新生儿每天可有 6~7 次排尿），身体丢失过多水分，会出现脱水热，引起发热。这两种情况，新生儿表现为体温高，同时摸手脚有温暖的感觉。只要避免环境温度过高，或减少新生儿多余的衣物以及补充水分，就会使宝宝的体温恢复正常。

以下情况立即就医

如果新生儿发热，且其手足冰凉，或同时伴其他症状，家长一定赶快带新生儿到医院就诊，因为发热可能是新生儿败血症、新生儿化脓性脑膜炎，以及呼吸道、消化道、泌尿系感染等严重疾病的表现。另外，新生儿发热不宜服用退热药物。一般采取打包散热及物理降温的方法。

4 黄疸 （详见"新生儿常见病——黄疸"一节）

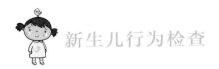

以前，我们总认为新生儿完全受母亲的行为支配，但最近 20 年儿科领域对新生儿行为能力的研究有了新发现——新生儿与母亲的相互关系中，新生儿起决定性作用，而不是妈妈。实际上，在新生儿期，宝宝的中枢神经系统在一定程度上已具备与外界相互作用和认识世界的能力。

新生儿呱呱坠地时就已经具有很多能力了，如：会哭笑，会吃喝，能听，能看；还有令人惊奇的模仿能力，如伸舌、张嘴等。不仅如此，新生儿对外界刺激还有防御反应，新生儿脑内的"生物钟"会支配他的各种行为，如四肢躯干自发节律性运动，会抬眉毛、举胳膊、吃手、凝视、眨眼、打哈欠、张嘴、伸舌、握持、踢腿，等等。当新生儿的这些能力被发现时，医生们对其也不再是单纯地进行神经反射检查和成熟度评价，而是通过复杂的新生儿行为评定来考察各种影响因素，评判其中枢完整性。

目前，有多套新生儿行为测试的方法，可针对不同状况的新生儿。布莱泽顿量表①适用于出生后第 1 天到满月的婴儿，有 27 个检查新生儿对环境刺激的行为反应的项目。新生儿 20 项行为神经评定 NBNA②为新生儿尤其是脑损伤的新生儿的行为神经发育进行评估，为干预提供依据，以减少脑损伤后遗症的发生率。

NBNA 常应用于窒息儿，可以使家长知道小儿从出生开始已有感受外界刺激和产生反应的能力，并指导家长通过丰富环境和良好的育儿刺激促进窒息儿的智能发育。NBNA 也常应用于其他高危儿，家长可以在有条件的产科、新生儿科、保健科通过新生儿期行为检查，早期发现脑性瘫痪和精神发育迟滞，从而做到早期干预，改善预后。

---

① 布莱泽顿量表，由美国哈佛大学 T. B. Brazelton 教授创立的新生儿行为评估评分方法。
② NBNA，指我国新生儿 20 项行为神经测查法。

新生儿常见病——黄疸

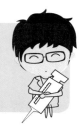

新生儿黄疸是新生儿时期常见的症状之一，它可以是新生儿正常发育过程中出现的症状，也可能是某些疾病的表现，如果黄疸严重还可能造成新生儿不可逆的损伤。

生理性黄疸与病理性黄疸的区别

爸爸和妈妈应该掌握生理性黄疸与病理性黄疸的基本区别，对新生儿黄疸应有警惕，以防对病理性黄疸的疏漏。

1 生理性黄疸

新生儿生后 2~3 天出现生理性黄疸，4~5 天达到高峰，7~10 天后消退，最多不超过 2 周，早产儿可延迟到 3~4 周，一天内不应该迅速升高。正常新生儿吃奶好、睡眠好、体温正常、大便金黄色等，不伴其他异常症状。

生理性黄疸的血清胆红素水平：足月儿不超过 220 微摩尔/升（12.9 毫克/分升），早产儿不超过 255 微摩尔/升（15 毫克/分升）。家长在家无法测定，可以通过皮肤黄染范围大致初步判定。生理性黄染一般局限在巩膜、颜面、躯干。若四肢皮肤见黄染，黄疸可能偏高，继续进展出现手足心黄染，说明胆红素水平已明显超标了，须及时去医院检查。

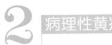

2 病理性黄疸

病理性黄疸可由多种疾病引起，以下是临床常见的几种病理性黄疸：

●出现时间过早，黄疸发生于生后 24 小时之内，巩膜及全身皮肤黄染，并在短期内迅速加深，常为母子血型不合引起的溶血性黄疸。

●黄疸进行性加重，同时伴有发热、拒乳、精神差等，有可能是各种感染引起的败血症。

●如果随着黄疸逐渐加重，新生儿的大便变成白色呈陶土样，要考虑是由先天性胆道闭锁引起的阻塞性黄疸。

●黄疸持续时间过久，或黄疸消退后而又复现，有可能是新生儿肝炎、先天性甲状腺功能低下或代谢性疾病引起。

●血中检测胆红素水平过高，黄染过深，嗜睡、吸吮无力、尖叫或抽搐等，可能已发生胆红素脑病。

一旦怀疑新生儿有病理性黄疸，应立即就诊

生理性黄疸是正常现象，无须紧张，但病理性黄疸应引起重视，因为它常是疾病的一种表现，应寻找病因。病因多种多样，比如因黄疸超标住院的新生儿，有的发现是感染，有的发现是先天性心脏病，有的发现是母子血型不合溶血病等。此外，未结合胆红素浓度达到一定程度时，会通过血脑屏障损害脑细胞（常称核黄疸），引起死亡或脑性瘫痪、智能障碍等后遗症。所以，一旦怀疑新生儿有病理性黄疸，应立即就诊。

新生儿黄疸指数的分析

在医学上以血中胆红素的浓度来代表胆红素累积的程度，医护人员常以"黄疸指数"来简称胆红素的浓度，如黄疸指数 12 表示胆红素浓度为 12 毫克/分升，可化验血清获得。新生儿也可用无创伤的经皮测胆仪初步测定。新生儿黄疸指数正常值，即血清胆红素值，足月儿不超过 12.9 毫克/分升，早产儿不超过 15 毫克/分升。

学会正确观察新生儿是否有黄疸

在多年的临床工作中发现，有的新生儿出现了黄疸，家长却没有及时发现，往往是因为产后妈妈和新生儿的居室光线太暗；新生儿肤色深、偏红等影响了肉眼观察，所以，新生儿和妈妈从医院平安回家后，家长还应自己留意新生儿皮肤黄染的情况。通常黄疸高峰发生在回家后，而且即便黄疸不重，也要观察有无延迟消退。每天应在光线明亮处观察，若新生儿肤色深不易观察，可用手指轻压皮肤后放开，即可发现有无黄染情况了。

得了黄疸必须要照蓝光吗

光疗（光照疗法）是新生儿高胆红素（未结合）血症的主要治疗方法。胆红素能吸收光，光照后形成水溶性异构体，经胆道及尿路排出。用于光疗的光源有多种，临床常用一种特殊蓝光。通常光疗需要一次连续数小时及间断反复数天照射才能达到疗效，常须住院治疗。若胆红素轻度超标，没有其他病理因素时不须住院治疗，可在家中口服中药，让新生儿多晒太阳并观察随诊。

有的母乳喂养的新生儿，其黄疸超标或消退延迟，是一种特殊类型的病理性黄疸，多认为与新生儿胆红素代谢的肠肝循环增加有关。绝大多数患了母乳性黄疸的新生儿，经过一段时间的发育，黄疸就会渐渐消退，不会对健康造成任何影响。

早发型

主要是母乳不足，开奶晚，胎粪排出延迟造成的。

晚发型

主要是由于母乳中富含 β–葡萄糖醛酸苷酶，增加了胆红素肠肝循环造成的。其特点是：在生理性黄疸高峰后黄疸继续加重，胆红素可达 10 毫克/分升~30 毫克/分升；如继续哺乳，黄疸在高水平状态下持续一段时间后才缓慢下降；如停止哺乳 48 小时，胆红素明显下降达 50%；若再次哺乳，胆红素又上升。患了这种黄疸的新生儿一般不会出现其他的不适症状，精神、吃奶、大小便都和其他的新生儿没有什么区别。

是否断奶要根据实际情况，听医生的建议

新生儿患了母乳性黄疸后如何喂养，困扰着很多妈妈。首先要请医生排除有无其他病理情况，医生一般需检查一下胆红素的含量，若已经高到一定程度，需要暂停母乳，否则不要轻易就把母乳停掉。暂停母乳时，妈妈应该使用吸奶器按时将母乳吸出，冻在冰箱里，以后在宝宝需要时用。吸奶的频率应该保证每 2~3 个小时一次，这样也可以有效地保证母乳的分泌量，不至于造成乳腺炎或是母乳量的减退。

得了黄疸的新生儿如何护理

要注意每天观察新生儿皮肤黄染的进展情况及全身症状，有无发热、精神萎靡、嗜睡、吮乳困难、惊跳不安、两目斜视、四肢强直或抽搐等症，以便及早发现、及时就医。注意常规新生儿脐部清洁，防止感染使黄疸加重。在医生指导下接受光照治疗，服中药，多晒太阳，避免体温过低或过高，避免晒伤。按需喂养，母乳不足时及时增加配方奶，补充足够的热量和液量，让新生儿多从尿液及粪便中排泄胆红素。

 ## 黄疸能预防吗

新生儿出生早期，要尽早给其喂养，让胎便尽早排出，因为胎便里含有很多胆黄素，不排干净就会经过新生儿肝肠循环重新吸收到血液里使黄疸加重。还要给新生儿充足水分，正常新生儿一天一般7次以上小便，如果次数不足，有可能是水的摄入不够，小便过少不利于胆黄素的排泄。低体重儿、窒息儿、母婴血型不合者等高危新生儿，应及早在产后监测其血清胆红素，必要时进行预防性光疗。

出现下列情况应及时就医

● 黄疸出现过早，生后 24 小时内即出现黄疸。

● 黄疸程度重，呈金黄色或黄疸遍及全身，手心、足底也有较明显的黄染。

● 黄疸持久，出生 2~3 周后黄疸仍持续不退甚至加深，或减轻后又加深。

● 伴有贫血或大便颜色变淡。

● 有体温不正常、食欲不佳、呕吐等表现。

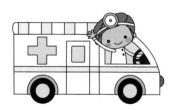

探秘新生儿病房

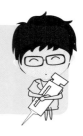

　　新生儿病房是一个独立的医疗护理单元，配置有专业的新生儿设备及仪器，病房采用空气过滤系统，专业的医疗护理团队提供给新生儿更安全、更舒适的治疗环境。

　　某些医院的新生儿病房在新生儿病情平稳的前提下提倡并鼓励妈妈陪住，参与新生儿的日常护理，提供医院与家庭的无缝链接，给予家庭成员有效的护理指导，减轻新妈妈的焦虑程度。

　　因各种原因引起妈妈与新生儿分离，暂时不能进行母乳喂养或妈妈母乳不足时，可以采取配方奶喂养新生儿，或将母乳挤出喂养新生儿以保证新生儿的营养摄入。

　　新生儿住院期间，护理人员将根据新生儿具体的病情，每日清晨进行全身清洁工作，然后根据病情需要，有计划地安排各项治疗措施和必要的检查。新生儿病房24小时提供专业的护理，母婴同室将根据具体情况定期巡视，以确保新生儿住院期间的有效治疗与安全。

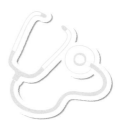

★正确认识发热

★让宝宝安全退烧

第二课
宝宝发热

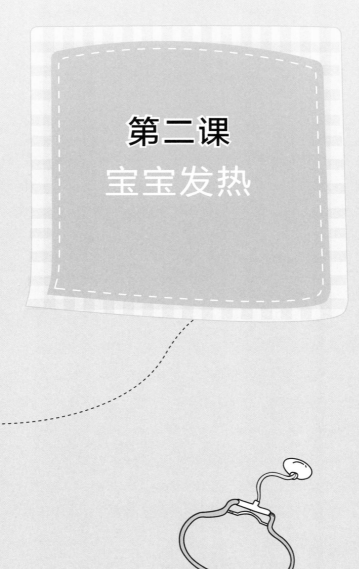

正确认识发热

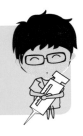

人的体温是由体温中枢调控的，通过神经、体液因素使产热和散热过程呈动态平衡，从而使体温保持在相对恒定的范围。当机体因各种原因引起体温调节中枢的功能发生障碍，体温升高超出正常范围时，称为发热。所以，发热是很多疾病的一种常见临床症状。

正常人体温一般为 36 摄氏度~37 摄氏度，在不同个体之间会略有差异。小儿的正常体温较成人稍高，这是因为小儿的新陈代谢较成人相对旺盛，且体温调节中枢发育尚未完善。此外，我们的体温在昼夜之间也有一定的波动：早晨低，下午稍高，但一天的波动范围不超过 1 摄氏度。

此外，很多因素也会影响宝宝（特别是 2 岁以下）的体温，如饮食、剧烈活动、哭闹、穿衣过多、室温过高、情绪激动等，都可能使宝宝的体温出现暂时性升高，但这种暂时性体温变化不属于病理性发热，可采取减少包裹、穿衣、多饮水等降温措施，不必特殊处理。

根据热度的高低，发热分度为：37.3 摄氏度~38 摄氏度为低热，38.1 摄氏度~39 摄氏度为中等度热，39.1 摄氏度~41 摄氏度为高热，41 摄氏度以上为超高热。

发热，测体温很重要

目前临床上常见的体温计有 4 种：玻璃体温计、电子式体温计、耳式体温计、片式体温计（也叫点阵式体温计）。

表1　临床常见体温计

名称	特点	优点	缺点	适用于
玻璃体温计	最常见的体温计；可使随体温升高的水银柱保持原有位置，便于使用者随时观测	由于玻璃的结构比较致密，水银的性能非常稳定，所以玻璃体温计具有示值准确、稳定性高的优点；价格低廉、不用接电源	玻璃体温计的缺陷也比较明显，易破碎，存在水银污染的可能；测量时间比较长，对急重病患者、老人、婴幼儿等使用不方便；读数比较费事	由于测量时间比较长，不适用于急重病患者、老人、婴幼儿
电子式体温计	利用某些物质的物理参数（如电阻、电压、电流等）与环境温度之间存在的确定关系，将体温以数字的形式显示出来	读数清晰；携带方便	其不足之处在于示值准确度受电子元件及电池供电状况等因素影响，不如玻璃体温计准确	相比于临床，更适用于家庭
耳式体温计	通过测量耳朵鼓膜的辐射亮度，非接触地实现对人体温度的测量	快速，只需将探头对准内耳道，按下测量钮，仅需几秒钟就可得到测量数据	在使用初期，使用者由于不太熟悉这种操作方式，可能会得到几个不同的测量数据，一般来讲实测最大值即是所要数据。使用者熟悉后会比较满意这种体温计	非常适合急重病患者、老人、婴幼儿等使用
片式体温计或点阵式体温计	这种体温计只有名片大小，上面布满了一些附有数字的排列整齐的圆点；在进行体温测试后，某一数值以下的圆点会全都变暗，而其余圆点颜色不变，使用者即可根据上述变化确定体温	这种温度计价格不高，体积较小，便于携带和储存；本身污染非常小；可以一次性使用，避免交叉感染	由于是一次性的，所以不太适用于家庭；这种温度计在普通药店还不是很普遍，不是很方便购买	一次性使用，适用于医疗机构；避免交叉感染

体温越高表示宝宝病得越严重吗

发热的温度是不能完全体现病情严重程度的。一些小儿常见病，如化脓性扁桃体炎，患儿表现为连续高热，但只要正确用药，3～5天即可控制炎症；而一些血液病、结核等对人体危害更大的疾病，患者体温可能不会太高。此外，早产儿和部分免疫功能极差的患儿，即便有严重感染也未必发热。因此，即使宝宝体温不太高，但发热超过2～3天，也建议看医生。

是不是一发热就要去看医生

当宝宝发热时，妈妈可先观察宝宝的精神状态，如除了发热之外，宝宝是否还伴有咳嗽、流涕、鼻塞、腹泻、腹痛等症状，程度如何。如果宝宝2～3天不退热或伴随的其他症状加重，应及时到医院就诊。

若宝宝只是低热，温度未超过38.5摄氏度，妈妈可先采取物理降温，如选用退热贴、洗温水浴、酒精擦浴、冰袋等物理降温方法。当宝宝体温达到38.5摄氏度以上时，应在医生指导下，给宝宝服用退热药。对于有高热惊厥史或对发热反应较重（如较大儿童伴有全身酸痛、明显寒战等）的患儿，体温未超过38.5摄氏度时，在医生指导下也可使用退热药。

发热宝宝的日常照顾

患儿发热时常常没有食欲，且胃肠易充血，十分脆弱。因此，饮食要新鲜、清淡且易消化。患儿注意休息有利于疾病的恢复。在天气较好时，家长可带宝宝到空气流通的户外进行短时散步，但避免剧烈活动。

家用退烧小偏方

捂汗退烧正确吗

对于小宝宝特别是 2 岁以内的婴幼儿，其体温中枢发育尚不健全，无寒战反应。当环境温度过高或穿得、包裹太多时，宝宝的体温就会越捂越高，反而不利于退烧。

对于年龄较大的孩子，其体温中枢发育已较成熟，有寒战反应。所以，发热时可适当加衣或盖被褥，以减轻患儿的不适感。

吃西瓜可以降温、解体热吗

西瓜有利尿作用，如宝宝没有胃肠不适等症状，适量地吃些西瓜可带走机体部分热量，从而起到一定的降温作用。

发热会烧坏脑子吗

若患儿出现持续高热，特别是 40 摄氏度以上的高烧，会引起脑血管扩张、渗出增加、颅压增加，从而可能导致部分宝宝惊厥，引起缺氧性脑损伤。但若宝宝的发热是由脑部疾病如各种脑炎、脑膜炎引起的，那么即使其体温不太高，也有可能出现脑损伤。

全身擦酒精能降温吗

可以降温，但若全身擦拭，患儿会感觉很不舒服，尤其是在寒冷季节。我们可以使用浓度为 30%～40% 的温酒精，用细软毛巾沾湿在宝宝大血管通过处且皮肤较薄处（如腋下、腹股沟、颈部、额头），反复轻擦洗，气温较低季节要注意防止受凉。

让宝宝安全退烧

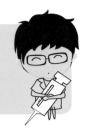

世界卫生组织（WHO）指出：儿童发热时应首选物理降温。

宝宝发热时，首先要用物理方法降温，如果体温超过38.5摄氏度，也无高热惊厥史，宜选用物理降温。若效果不明显，再选用药物降温。在使用药物降温的同时，也要配合物理降温。以下是家庭常用的物理降温方法：

（1）多喝温开水：给宝宝多喝水，补充体液，这是最基本的降温方法，适合于所有发热的宝宝。

（2）温水擦浴：即用温水毛巾擦拭全身。擦拭的重点部位在皮肤皱褶的地方，例如颈部、腋下、肘部、腹股沟等处。

（3）温水浴：水温约比患儿体温低3摄氏度~4摄氏度，每次5~10分钟。很多家长认为宝宝发热就不能洗澡，其实，恰恰相反，给宝宝洗个温水澡，可以帮宝宝降温。

（4）退热贴：其成分是由高分子水凝胶配合薄荷等天然植物提取成分，通过凝胶体所含水分的汽化，带走人体热量，并通过独特的透皮吸收作用，起到降温和镇痛的功效。

退热贴的效果主要体现在局部降温。在宝宝额头上贴一贴，几分钟便能感觉到清凉，对降低头部温度及发热引起的头痛、头晕等有一定的缓解作用，宝宝也会感觉舒服很多。

退热贴一般采用进口水凝胶制成，温和无刺激，有清凉感，起效快；对皮肤温和，不易引起过敏反应；特制无纺布空气隔离膜，有效阻止凝胶体与外部空气的热交换，高水分凝胶，冷却力强，可保证 6~8 小时以上持续、稳定的清凉效果，有些产品则可持续 10 小时以上。

退热贴性能优势：快速降低头部局部温度，不掩盖病情，不至贻误诊治。

退热贴在贴敷 3 个小时左右时，可以取下后拍些净水在胶体表面，可以增强清凉感和黏性。

贴心小纸条

退热贴用法及用量

● 一天 1~2 次，可按个人需要使用，每片冷却效果可持续 6~8 小时，有些产品可达 10 小时。

● 使用时沿缺口撕开包装袋，取出贴剂，揭开透明薄膜，直接敷贴于额头或太阳穴，也可敷贴于颈部大椎穴；为了加快降温速度，可同时加贴数贴于人体左右颈总动脉、左右腋下动脉、左右股动脉处。

● 可按照使用部位大小剪下使用。尽量不粘眉毛和头发，以防止贴片的翘起脱落。

● 本品为辅助治疗降温器械，若高温持续不退，应请医生诊治。

● 每片限用一次。

★ 宝宝反复咳嗽很普遍

★ 引起宝宝慢性咳嗽最主要的病因

★ 慢性咳嗽的治疗原则

第三课
宝宝反复咳嗽怎么办

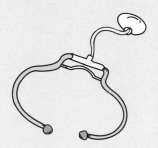

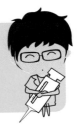

宝宝反复咳嗽很普遍

每到秋冬季节，有的宝宝就爱咳嗽，还老反复。看着宝宝总是反反复复地咳嗽，吃不好、睡不着，父母们都很担忧，怎么办才好？

幼儿反复咳嗽已成为医院儿科就诊患儿中最常见的主诉症状之一，秋冬季多发。由于其病因复杂、诊断困难，有的患儿被反复使用各种抗生素治疗；有的患儿被进行了各种重复的化验检查，给家长造成极大的精神及经济负担，同时也是医疗资源的浪费。

反复咳嗽对宝宝危害大

咳嗽其实是机体的一种防御反射，是机体将呼吸道内的分泌物或异物排出体外的一种保护性措施。但是，如果咳嗽过于严重或呈反复持续性，便失去了其保护的意义。

不少患有慢性咳嗽的患儿，咳嗽起来长达数月甚至数年，严重干扰了患儿的日常生活和学习。此外，长期的慢性咳嗽还可以导致呼吸、心血管、胃肠道、泌尿生殖、神经系统和肌肉骨骼等系统的并发症，严重影响患儿及其家庭的生活质量，也会不同程度地影响患儿的心理健康。因此，尽早明确诊断、合理治疗是临床医生的一大课题，也是家长们非常关心的事情。

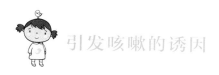
宝宝咳嗽的情况有很多种，诱发咳嗽的原因也有很多：

急性咳嗽：多由呼吸道感染引起，如比较常见的感冒、急性气管炎或支气管炎等。

反复发作的慢性咳嗽：病因则是复杂多样。既可以是呼吸系统本身的疾病，也可以是其他系统的疾病所致，除此之外，也与所处环境及心理因素有关。

对于处于不同年龄阶段的宝宝，引起其咳嗽的病因也会有所不同。有些咳嗽是由单个病因引起的，有些则是由多个病因导致。一些情况下，咳嗽还可能是一些严重基础疾病的早期表现之一。

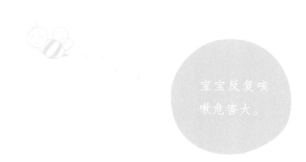

宝宝反复咳嗽危害大。

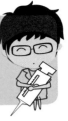

引起宝宝慢性咳嗽最主要的病因

感染后咳嗽

感染后咳嗽是引起儿童慢性咳嗽最主要的原因之一，是呼吸道反复感染后引起的气道损伤导致的咳嗽。

临床特点：

- 多见于 5 岁以下学龄前的儿童；

- 儿童近期患过明确的呼吸道感染性疾病；

- 咳嗽呈刺激性干咳或有少量白色黏液痰；

- 胸部 X 线片检查无明显异常；

- 肺通气功能正常；

- 咳嗽通常具有自限性。

最常见的病原体：包括病毒、细菌、支原体、衣原体和结核杆菌等。其中，肺炎支原体（MP）和沙眼衣原体（CP）感染容易被忽视，是引起感染后慢性咳嗽的主要原因之一，已成为小儿呼吸道感染的常见病原，多引起刺激性干咳。

特别提示：一旦诊断一定要遵从医嘱，若治疗过程中，父母见宝宝咳嗽稍有好转便终止治疗，那么，宝宝便会因疗程不足，使咳嗽的病情反反复复、迁延不愈。近年来，结核感染也有抬头趋势，婴幼儿感染结核后症状常常不典型，值得临床医生及家长的重视。

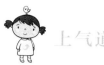 上气道咳嗽综合征

上气道咳嗽综合征，过去称为鼻后滴漏综合征（PNDS），主要包括：慢性鼻炎、鼻窦炎、慢性咽炎、腺样体肥大等。其发病机制主要是鼻咽部的炎性分泌物流向咽喉壁，刺激咽喉部的咳嗽反射感受器所致。

临床特点：

- 慢性咳嗽，且咳嗽常出现在夜间和清晨。
- 患儿咳嗽时，常伴有鼻塞、流涕，可以伴有或不伴咳痰。
- 患儿感觉咽干、咽部有异物感。
- 反复清咽，咽后壁有黏液附着感。
- 少数患儿可能出现头痛、头晕等症状。

特别提示：鼻塞、流涕和咳嗽是儿童患慢性鼻窦炎最为突出的症状，但部分患儿由于缺乏主诉，不能正确表达自己的不适，也可只表现为咳嗽，易被误诊。

慢性鼻窦炎诊断依据：在查体时，若发现儿童上颌窦区有压痛，鼻窦开口处有黄白色分泌物流出，咽后壁滤泡增生，呈鹅卵石样，有时可见咽后壁黏液样物等症状，对儿童慢性鼻窦炎有诊断意义。

 咳嗽变异性哮喘 （CVA）

临床特点：

- 多见于处在学龄前后的儿童。
- 以干咳为主，夜间、清晨明显。
- 运动后，会出现咳嗽加重的情况。
- 咳嗽多为唯一症状，不伴鼻塞及流涕。

- 胸片无异常。

- 抗生素和止咳药物治疗无效。

- 有过敏性疾病史，包括药物过敏史。

特别提示： 咳嗽变异性哮喘与哮喘不同。咳嗽变异性哮喘临床上没有喘息，肺部听不到哮鸣音，单纯抗过敏治疗大都有效，但也有少部分患咳嗽变异性哮喘的患儿最后发展为哮喘。

贴心小纸条

　　除了上面提到的三大病因，导致儿童慢性咳嗽的病因还有很多，比如：先天性气管食管瘘、气管软化、纤毛运动障碍、气管异物及心因性咳嗽等。

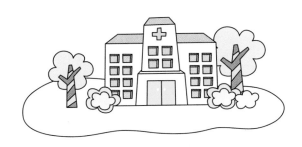

慢性咳嗽的治疗原则

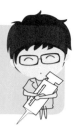

我国《儿童慢性咳嗽诊断与治疗指南（试行）》提出，儿童慢性咳嗽的处理原则是明确病因，针对病因治疗。若在病因不明的情况下，可进行经验性对症治疗，以期望达到对病情的有效控制；若治疗后咳嗽症状没有缓解，则要重新评估。

在整个治疗的过程中，父母需要积极配合医生，以便让医生及早作出诊断和制订治疗方案，让宝宝早日康复。

 治疗中，父母注意事项

系统治疗，切忌"有病乱投医"

如果宝宝反复咳嗽超过 1 个月，父母必须重视，但切忌有病乱投医。反复咳嗽的宝宝大多到多家医院就诊过，但就是不见好转。殊不知，慢性咳嗽由于病因复杂，诊疗是一个观察、等待和回顾的过程，医生为了不盲目给患儿作检查，有时会采取经验性治疗，用药后观察 1~2 周，效果不好再考虑进一步检查。若父母带着宝宝频繁更换医院，不但会延误诊治，而且还会造成重复检查、滥用抗生素及止咳药。所以，遵从医嘱很重要。

慢性咳嗽的宝宝，咳嗽一般都有一定的规律。咳嗽多长时间？咳嗽发作有无诱因，比如是否有季节性？是持续性还是好转后再发作？咳嗽是干咳还是湿咳（有痰）？是晨起抑或夜间咳嗽？咳嗽有无伴随症状，比如发热、鼻塞及流涕？……这些看似不经意的细微规律，都是临床诊断的重要依据。由于儿童多不能准确表述自己的病症，家长的细心观察就显得尤为重要。

切忌滥用抗生素及止咳药

儿童的呼吸道感染，尤其是学龄前儿童，致病菌大多为病毒，而细菌感染多为继发性，慢性咳嗽的病因又以过敏性咳嗽为多见，所以父母切忌自行使用抗生素。

止咳药种类繁多，上、下呼吸道感染对应的种类多有不同，没有经过医生的指导，父母用药往往不对症，适得其反。尤其是 3 岁以下的宝宝，呼吸系统发育尚未成熟，咳嗽反射较差，加上支气管管腔狭窄，如果盲目镇咳反而使痰液积聚于气管、支气管不利排出。

加强护理，均衡饮食，避免剧烈运动

● 多饮温水，饮食宜清淡，禁食生冷食物，均衡摄入营养，少食多餐。

● 加强护理，积极清理呼吸道。比如，对于诊断鼻后滴漏综合征的宝宝，鼻腔冲洗就显得尤为重要；咳嗽有痰的宝宝，家长要注意勤给宝宝拍背排痰；夜咳的宝宝注意舒适体位的调节，可以采取侧卧或半卧位，保证宝宝的睡眠。

● 衣着要便于宝宝在幼儿园穿脱方便，防止过热或受凉。

● 保证充足的睡眠和休息，必要时，遵医嘱使用适量镇咳剂。患儿在发作期不要参加体育活动；在缓解期可参加适当的户外活动，但避免剧烈运动，以提高机体的免疫力。

● 注意保持室内通风和适当的温度、湿度，避免冷空气刺激及接触易引起过敏的尘螨、花粉、皮毛、食物、药物等，避开二手烟。

● 患儿平时注意劳逸结合，每天晚上识字、读书时间不要太长，保证睡眠充足，对于夜间频繁咳嗽的患儿，最好在家休养。

保持乐观心情也很重要

值得重视的是，现代医学早已从传统的生物医学模式转化为心理—生理—社会医学模式。有研究表明，慢性咳嗽对宝宝生理、生活甚至对父母的生活质量影响显著高于急性咳嗽的影响。咳嗽症状迁延不愈，会影响患儿食欲，引起恶心、干呕、出汗、声音嘶哑，严重的会使宝宝无法正常睡觉、不愿和其他小朋友一起玩耍。

宝宝慢性咳嗽对父母生活质量的影响则表现在：引起父母焦虑、影响父母的生活工作、影响家庭的经济收入和父母担心宝宝是否患严重的、难以治愈的疾病。

因此，家长应该乐观积极，避免负面情绪对宝宝的影响，多与医生交流，遵从医生嘱托，让宝宝早日恢复健康。

第四课

春季宝宝易患的呼吸道疾病

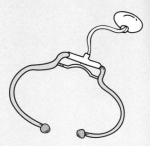

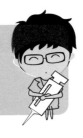

感　冒

　　"感冒"在医学上也称为上呼吸道感染，是小儿时期最常见的上呼吸道疾病，90％由病毒感染所致，其余由细菌、肺炎支原体等引起。主要病变部位在鼻咽和咽部。一年四季均可发病，但以秋冬季节高发。

普通感冒 VS 流行性感冒

　　普通感冒与流行性感冒虽然都被称作"感冒"，但两者无论是引发疾病的病毒、流行趋势，还是临床表现、继发并发症的严重程度都是不一样的。

1 普通感冒

　　普通感冒是由多种病毒引起的急性上呼吸道感染，其中以鼻病毒、冠状病毒、呼吸道合胞病毒、腺病毒、副流感病毒以及肠道病毒等多见，主要经飞沫、打喷嚏传播。健康人吸入了带有病毒或细菌的飞沫、气溶胶，以及接触了病原但没有洗或没洗干净的手而被感染，在一定的诱因下身体抵抗力下降而发病。对于宝宝来说，原本身体的防御机能就比较脆弱，常因受风寒、淋雨、过度疲劳、无节制饮食或与家庭中患感冒的成员密切接触等诱因下患感冒。

　　普通感冒主要表现为：鼻塞、流涕、打喷嚏、咽痛、发热

（低或中等度热）、乏力等全身不适。有些胃肠型感冒可出现恶心、呕吐、腹痛、腹泻，少数可并发中耳炎（不会表达耳痛的宝宝常出现哭闹不安、抓耳等症状）、鼻窦炎。

 ## 流行性感冒

流行性感冒（简称流感）是由流感病毒引发的具有高度传染性的急性病症。潜伏期 6 小时至 4 天，一般 1~3 天。病毒滴度在发生感染的 2 天内急剧增高，并达到峰值。在流感的流行期间，宝宝与流感病人有接触或曾到公共场所容易患病。病毒存在于患儿的鼻咽部，随咳嗽、打喷嚏排出体外，引起传播。被病毒污染的手、食物、玩具也是传播的途径。流感多流行于冬春季节。由于流感病毒基因的重组与变异，即使是患过流感的人，也无法获得对流感的持久免疫，人群普遍易感。小儿流感容易引发多种并发症。

流感的临床症状重于普通感冒，全身症状重于局部症状。患病的宝宝可突然出现高热、寒战，体温常高达 39 摄氏度~40 摄氏度，头痛、头晕、全身肌肉与关节酸痛、乏力。流鼻涕、鼻塞、咽痛、咳嗽的症状较普通感冒轻。有部分宝宝出现食欲减退、腹痛、腹泻等症状。

宝宝出现由鼻咽部分泌物而引起的较频繁的咳嗽、咽部红，发生疱疹和溃疡时，则是患了疱疹性咽炎；如波及扁桃体，出现脓性渗出物称为化脓性扁桃体炎。咽痛明显且全身症状加重，颌下淋巴结显著肿大，压痛明显。部分患儿并发高热惊厥和急性腹痛。

由于婴幼儿的免疫功能发育尚未完善，因此婴幼儿患流感后，容易引发并发症（肺炎、脑炎），严重的可危及生命。

　　流感的治疗不同于普通流感，在流感的流行季节如果宝宝突然出现高热，应该立即到医院就诊，使宝宝能够得到及时的治疗，减少并发症的发生。

风寒感冒 VS 风热感冒

感冒在中医分为风寒感冒和风热感冒两型。

1 **风寒感冒**

　　多见于较大儿童感冒初期，表现为恶寒、发热、流涕、头身疼痛、咳嗽有痰、舌质淡红、舌苔薄白、脉浮紧，治以辛温解表法。中成药可选择如感冒清热颗粒或儿感清口服液等。

2 **风热感冒**

　　多见于婴幼儿，发热较重或汗出而热不解，鼻塞、流黄涕、面赤、咽红或咳嗽有痰，舌尖稍红、苔薄白或黄白相间，脉浮数或滑数。治以辛凉解表，清热解毒法。中成药可选择如豉翘清热颗粒和小儿感冒颗粒等。

为什么宝宝在春季容易感冒

　　宝宝之所以在春季易患感冒，大体可以分为两个原因。一方面是环境气候的外界原因；另一方面是孩子自身体质的原因。

　　冬春时节，天气忽冷忽热变化无常，是呼吸系统疾病的多发季节，而且气候干燥、经常刮风，这些都为细菌、病毒与致病支原体等微生物的快速滋生与旺盛繁殖创造了条件。此外，随着城市车辆逐年暴增，环境污染日益严重，空气质量越来越差，使得人们患呼吸系统疾病的概率大幅上升。

另一方面，宝宝自身的生理特点易导致感冒。由于宝宝自身免疫力尚未完善，机体的抗病能力较弱，故此时若稍有诱因就可能引起呼吸道疾病。此外，宝宝的鼻腔短小、黏膜柔软、血管丰富，遇到轻微的感染就会有各种感冒症状出现。

 ## 让宝宝远离感冒

宝宝感冒，预防是关键，那么该如何预防感冒呢？

● 坚持锻炼身体，提高自身的抗病能力。父母可以多带宝宝到户外活动一下，跑一跑、跳一跳，锻炼身体的同时还可以晒晒太阳、多呼吸新鲜空气，从而提高宝宝的耐寒能力与抗病能力。

● 让宝宝从小养成良好的个人卫生习惯。从外面回到家里一定要洗净手，不要用脏手揉眼睛、抠鼻子、抓东西吃等。

● 要注意饮食的均衡。要做到不挑食、不偏食，瓜果蔬菜、肉蛋粮油缺一不可，保证宝宝每天摄取了足够的营养物质。同时要注意口味的清淡，少吃油炸和油腻食物。

● 穿衣适量。不要给宝宝穿得过多，衣着过厚，宝宝容易出汗，一旦受凉容易引起感冒，但也不可盲目地给宝宝减衣，加衣、减衣要视气候变化而定。在这里提醒父母，只要感觉宝宝的手脚温暖不冰凉就没有必要给宝宝再加衣了。

● 保证宝宝睡眠充足。充足的睡眠有助于宝宝自身免疫力的提高。

● 尽量不要带宝宝去拥挤的公共场所，以防止感染疾病。

若宝宝身边有患感冒的小朋友或是家里有患感冒的病人，应避免宝宝与其接触，并注意室内通风换气。

特别提醒：房子正在装修或刚装修完不久的家庭，一定要注意开窗通风。因为装修材料会污染室内空气，使宝宝抵抗力下降，从而增加患感冒的概率。

 宝宝感冒了，该如何护理

感冒宝宝的护理十分重要。若护理得当，宝宝便会很快恢复健康；但倘若护理不当，不仅不会加快宝宝痊愈的速度，还会使病情加重，甚至蔓延到气管，导致气管炎或肺炎。除了家长知道的要保证宝宝充足的休息和睡眠外，还要注意许多方面：

●饮食要清淡，营养要均衡。尽量不吃油炸食物、容易上火的食物和发性食物，避免冰冷食物。家长应给宝宝准备一些流质食物，以易消化、富含维生素 C 和维生素 A 的食物为佳。注意多给宝宝补充优质蛋白质，例如动物蛋白质中的蛋、奶、鱼、肉以及大豆蛋白质等；同时多吃蔬菜和水果，以补充宝宝所需的多种维生素。

●宝宝穿着要适当，尽量穿一些棉布做的衣服，以利散热。

●保持宝宝鼻腔通畅，及时清理鼻腔的分泌物，鼻孔周围要保持清洁。必要时可用凡士林、液状石蜡等涂抹鼻翼部的黏膜及鼻下的皮肤，以减少分泌物造成的刺激。

●居室要尽量保持安静，注意通风、禁烟，保持适当的温度和湿度。

对于发热宝宝，家长可以采取物理降温的方式为宝宝降温。用冰袋敷额头是最常用的物理降温方法之一。家长也可以用稀释的酒精擦拭宝宝的腋下和大腿根部，以达到降温的作用。若宝宝体温达到 38.5 摄氏度以上，就应该及时就医，以免出现惊厥，并在医生的指导下服用退烧药。

特别提醒： 大多数退烧药都有发汗的作用，服用退烧药后不要给宝宝物理降温。

贴心小纸条

急性上呼吸道感染的用药建议

大多数急性上呼吸道感染为病毒感染。对于病毒感染的治疗，抗生素无效，应避免滥用，但如果是并发混合感染（病毒感染合并细菌感染）而引起的急性上呼吸道感染，应加用抗生素。高热时，可用适量退热药，但避免用量过大以免体温骤降、多汗，甚至虚脱。如伴有咳嗽，可在医生指导下适当服用止咳药。如有鼻炎，为了使呼吸道通畅，要保证充足的休息，也可使用生理性盐水喷鼻。

 ## 感冒发热影响宝宝食欲怎么办

感冒发热会大大影响宝宝的食欲，宝宝吃不下东西，就会影响营养的摄入，减慢康复的速度。所以，如何安排感冒宝宝的饮食，使其获得充足营养，就变得尤为重要了。

● 宝宝发热期间，食欲下降，消化功能减退，饮食以清淡为主，并且水分供给一定要充足。食物选择与配膳应以易于消化及流质食物为主，如牛奶、藕粉、米汤、鸡蛋羹、菜汤、蛋花汤、稀粥等。用少食多餐的方式喂养；可以给宝宝喝些酸味的鲜榨果汁，如山楂汁、鲜橙汁等，不要吃罐头水果或喝瓶装果汁，因为其中大部分的维生素 C 已经被破坏了。同时，要注意米粥、菜汤不要太热，果汁不可太凉，均以温热为宜。

● 恢复期根据宝宝食欲转好的情况，可以逐渐从流食向半流质或软食过渡，如面片汤、鸡汤挂面、肉末菜粥、馄饨等。

● 病愈初期，为弥补宝宝患病期间身体亏损的营养物质，可适当增加热能和优质蛋白质的摄入。合理的喂养方式是增加喂养次数，而不要增加单次的进食量，以免加重孩子的胃肠负担。两餐之间的时间间隔以 3 小时左右为宜。

● 遇到发热患儿的口腔有溃疡、疱疹或扁桃体化脓等引起咀嚼和吞咽疼痛时，最好先将食物晾温后再吃，这样可以减轻疼痛。面条汤、菜汤不要太咸，可加些鸡精和香油，以起到调味作用，促进食欲。

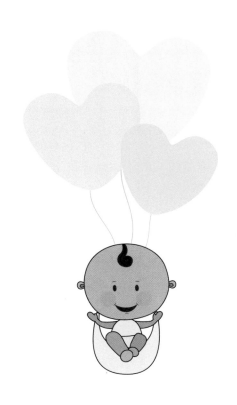

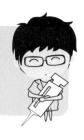

扁 桃 体 炎

扁桃体炎是儿童常见病、多发病，分为急性扁桃体炎和慢性扁桃体炎。急性扁桃体炎是由于病原体侵入扁桃体而引起的，其症状表现为发热、咳嗽、咽痛，严重时高热不退，患儿吞咽困难。医生检查时，可见扁桃体充血、肿大、化脓。急性扁桃体炎若在一年之内发作 4 次以上，则转变为慢性扁桃体炎。

 ## 什么是扁桃体

张大嘴巴，压低舌头，发出"啊"的声音，就可看见咽喉部两侧粉红色的小肉团，就是腭扁桃体，俗称扁桃体。扁桃体是呼吸道的第一道免疫防线，尤其在小儿时期发挥活跃的免疫防御功能，并含有丰富的淋巴细胞，用于抵制和消灭自口鼻进入的致病菌和病毒等病原微生物。扁桃体从宝宝的第 10 个月开始发育，4~8 岁是发育的高峰期，因此，这个年龄段扁桃体稍大，12 岁左右停止发育。

扁桃体的免疫能力是有限的，当宝宝吸入的病原微生物数量比较多或者是毒力比较强时，就会引起相应的不适症状，引起炎症，导致扁桃体红肿、疼痛、化脓等，也就是扁桃体炎。

发病年龄多在 2 岁之后

一般来说，小于 2 岁的宝宝不会发生扁桃体炎，因为 2 岁以下小儿的扁桃体位置比较隐蔽，并且还没有完全发育成熟，对外界的病原微生物反应不强烈。随着扁桃体这一免疫器官的发育成熟，宝宝到了 2 岁以后，便可以出现扁桃体发炎的症状了，4～6 岁为扁桃体炎发病高峰期。

扁桃体炎在临床上分为急性和慢性，此病除了会出现咽痛、发热等症状，有时候还会引起严重的并发症，如链球菌感染引起的扁桃体炎就有可能引起肾脏的疾病，到这个时候就是比较严重了。

并发症不可小觑

无论宝宝患的是急性还是慢性的扁桃体炎，若是治疗不及时或是不得当，都有可能引发多种并发症，危害宝宝健康。扁桃体炎可引发的局部并发症有急性中耳炎、鼻炎、鼻窦炎、咽炎、颈淋巴结炎、扁桃体周围脓肿等。全身并发症常见的有风湿病、急性肾小球肾炎、败血症、关节炎、皮肤疾病（如银屑病）、心肌炎、支气管哮喘等，还有可能引起严重的急性肾炎。

因此，父母要对孩子的扁桃体炎重视起来。扁桃体炎虽然不算是一个大病，却存在引起严重并发症的可能。父母不要让孩子错过了治疗时机而转为慢性扁桃体炎，更有甚者发生肾炎。

治疗和预防方法

对于扁桃体炎的治疗，主要以抗生素为主，同时服用大量维生素 C

等，也可以尝试中医中药治疗。如果宝宝的扁桃体炎反复发作，为了避免引起严重的并发症，可以在扁桃体炎得到控制之后，将其切除。

1 抗生素的治疗

抗生素治疗急性扁桃体炎见效快，可很快控制急性期的症状，但也容易使宝宝的扁桃体炎反复发作。当扁桃体炎反复发作时，若给宝宝反复使用抗生素的话，则易产生耐药性，并会损害肝肾功能，降低免疫力，破坏人体正常菌群。

2 含片的应用

治疗扁桃体炎的含片因为其口感好，很容易被患儿接受，但如果宝宝经常含服含片会使病菌产生抗药性。此外，过量服含片容易损害宝宝口腔内的正常细菌，而使口腔正常菌群失调，引起其他口腔疾病。

3 扁桃体切除术

随着人们对扁桃体这个免疫器官重要性的不断认识，现代医学并不主张轻易切除扁桃体。因为，若宝宝切除了扁桃体的话，也就失去了呼吸道的第一道保护屏障。但是，如果扁桃体炎反复发作，为了避免引发严重的并发症，可考虑让宝宝接受手术治疗。

4 局部外治法

扁桃体炎局部治疗的方法很多，临床上有扁桃体隐窝冲洗、扁桃体内药物注射、局部烙治、局部喷药、激光治疗等，虽然这些方法可抑制细菌、清除病灶，但比较痛苦。局部外治方法中，中药外贴疗法更受患儿欢迎。

增强抵抗力：针对体弱多病的宝宝，建议加强锻炼，增强身体的抵抗力。 在感冒流行的季节，或是父母发现宝宝出现脸色发红、轻微咳嗽等症状时，可及时采取治疗措施，如服用板蓝根冲剂，能起到在发病前的预防作用。

慢性扁桃体肥大的宝宝：对于本身就有慢性扁桃体肥大的宝宝，应加强保护措施。 让宝宝早晚用淡盐水漱口，放盐量以能感到微咸为宜。 有一些专门针对慢性扁桃体炎的漱口液，对预防慢性扁桃体炎的反复发作效果较好。

注意口腔卫生：父母要督促宝宝每天早晚刷牙、饭后清水漱口，养成良好的生活习惯。 避免食物残渣存在口腔中。 按时就餐，多喝水，多吃蔬菜、水果，不可偏食肉类，尤其不可过多食用炸鸡、炸鱼，因为这些食物属于热性食物，宝宝吃了易"上火"，从而易引发扁桃体炎。

避免受凉：在气候变换季节，要注意小儿保暖，防止受凉感冒引发扁桃体炎。

彻底治愈：在患儿扁桃体第一次发炎时，要彻底治愈。 有许多父母在宝宝扁桃体发炎时，给宝宝输了 3 天液，嗓子不疼了，就认为好了而终止治疗。 由于治疗不彻底，就为再次复发埋下了祸根。 嗓子虽然不疼了，但藏匿在扁桃体里面的病菌并没有完全被消灭，还要继续用药，才能使发炎的扁桃体彻底治愈。

支 气 管 炎

　　支气管炎是小儿多发病，是气管和支气管黏膜发生的炎症，大都继发于宝宝上呼吸道感染。最初发病时，宝宝先是表现为上呼吸道感染的症状，如鼻塞、流涕，然后逐渐出现断续的干咳。临床以急性支气管炎多见。

什么是急性支气管炎

　　若宝宝患的是急性支气管炎，那么，一般在发病前，宝宝是没有支气管炎病史的，即无慢性咳嗽、咳痰及喘息等病史。

　　急性支气管炎，顾名思义，特点就是起病较快。患有急性支气管炎的宝宝，发病初期呼吸道内分泌物增多，咳嗽多为干咳，之后转为黏痰，很快便变成脓痰。肺部可闻痰鸣音和中湿啰音。这些症状会影响宝宝的睡眠和食欲，甚至有的宝宝可能发生呕吐、腹泻、腹痛等消化道症状，常伴胸骨后闷胀或疼痛。发热等全身不适症状多在 3~5 天内好转。但是，咳嗽与咳痰的症状常要持续 2~3 周才能恢复。

　　有些婴幼儿以反复喘息为主要表现，肺部可闻及喘鸣音，称为喘息性支气管炎，常与病毒感染和过敏体质有关，部分日后发展为哮喘，应引起家长注意。

　　患有急性支气管炎的宝宝，一般不伴有阻塞性肺气肿及肺心病等并发症的发生。

急性支气管炎是婴幼儿时期的常见病，往往继发于上呼吸道感染之后，也常为肺炎的早期表现。病原体为各种病毒或细菌，如果在病毒感染基础上继发细菌感染，可能要使用抗生素，如能及时治疗，多能控制病情，预后良好。但如果不予注意，治疗不及时，可发展为支气管肺炎。

治疗原则：对症治疗、控制感染

化痰：可用超声雾化吸入使痰液稀释，同时要注意拍背排痰或人工吸痰。

止咳：咳嗽有痰时，使用化痰止咳药物。

平喘：患儿有喘息时可给予止喘药如万托林、特布他林、异丙托溴铵或激素等雾化治疗。

退热：患儿体温超过 38.5 摄氏度以上时给予退热处置。

小儿支气管炎并非单一病因所致，可能与呼吸道上皮免疫功能不完善有关，因此临床上必要时应结合胸部 X 线检查，以明确病因。迁延不愈的可能需要行肺部 CT 检查是否患有支气管先天畸形、支气管扩张及结核等疾病。一旦明确了小儿支气管炎及其病因，须积极去除病因，结合抗感染、对症处理等措施，绝大多数患儿能够治愈，预后良好。有些患儿还需要做免疫功能检查，排除先天免疫功能异常导致的反复下呼吸道感染。

患急性支气管炎的宝宝除了对症下药、祛痰平喘之外，还应在日常生活中增加体育锻炼，增强宝宝体质；注意气候冷暖变化，避免穿衣过多或过少。

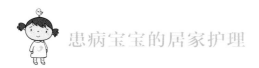
患病宝宝的居家护理

保暖

注意温度的变化，尤其是寒冷的刺激会降低宝宝支气管黏膜局部的抵抗力，加重病情。因此，父母要随着气温的变化，及时给患儿增减衣物，尤其是在宝宝休息时，要给宝宝盖好被子。

多饮水

宝宝在患病期间，父母应注意多喂水，也可用糖盐水补充宝宝因发热而丢失掉的水分，或用米汤、蛋汤补给。饮食以半流质为主，以增加体内水分，满足机体需要。

保证营养充足

宝宝在患病时，对营养物质的消耗和需求都较大，加之发热及细菌毒素会影响宝宝的胃肠功能，导致消化吸收不良。父母可采取少量多餐的方法给宝宝喂食。饮食以清淡为主，可选择营养充分、均衡易消化吸收的半流质或流质饮食，如稀饭、煮透的面条、鸡蛋羹、新鲜蔬菜、水果汁等。

翻身拍背

宝宝患病时，其支气管内的分泌物增多。为促进分泌物能够顺利排出，可用雾化吸入剂帮助祛痰，每天 2~3 次，每次 5~20 分钟。如果是婴幼儿，除拍背外，父母还应帮助宝宝翻身，每 1~2 小时一次，使患儿保持半卧位，有利痰液排出。

退热

宝宝患支气管炎时，多为中低热。如果体温在 38.5 摄氏度以下，一般无须给予退热药，可采取物理降温，即用冷毛巾头部湿敷或用温水擦澡。若宝宝发热 38.5 摄氏度以上，则需要采用药物降温。

保持家庭良好环境

居室要温暖，通风和采光良好，并且空气中要有一定湿度，防止过分干燥。家中的吸烟者最好戒烟或去室外吸烟，防止烟害对患儿的不利影响。

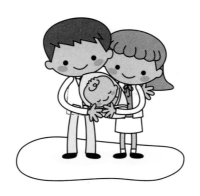

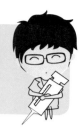

肺　炎

　　肺炎是婴幼儿常见的一种呼吸道疾病，四季均易发生，以冬、春季为多。宝宝患有的咳嗽、支气管炎等呼吸道感染疾病，若不及时治疗，都可发展为肺炎。此外，若肺炎治疗得不彻底，很容易反复，并引起多种并发症，影响宝宝健康生长发育。肺炎的临床表现有发热、咳嗽、气促、呼吸困难和肺部闻及细湿啰音，也有不发热而咳喘重者。

　　小儿肺炎在患病的症状上，有的症状明显，但也有的并没有什么典型的症状，尤其以新生儿肺炎为典型。多数患有肺炎的新生儿，其呼吸道症状并不明显，有的患儿甚至没有流涕、咳嗽、气喘等，发热也不多见。对于婴幼儿，其肺炎的症状通常表现为起病急，常伴有发热、咳嗽、嗓子痰声明显，呼吸增快、急促、浅表等症状。由于消化功能下降，呕吐、腹泻也可以成为婴幼儿肺炎的表现之一。

 新生儿肺炎的家庭诊断

1 呼吸加快

　　正常新生儿的呼吸频率应为 40 次/分～50 分/次左右，而患有肺炎的新生儿的呼吸可增加到 60 次/分以上。新生儿的肺容量小，很难通过加深呼吸幅度的方法，以达到提高通气的目的。因此，新生儿肺炎的患儿只能通过加快呼吸频率的方法提高通气量，所以呼吸加快是新生儿肺炎最常见的临床表现。

2 青紫

青紫是缺氧的表现。患肺炎的新生儿可能会出现口周青紫。重症患儿的口唇、指（趾）甲床、头面部和全身都可能出现青紫。

3 咳嗽

若新生儿患的是羊水吸入性肺炎、胎粪吸入性肺炎或宫内感染性肺炎，往往没有鼻塞、流涕、咳嗽等呼吸道症状。若新生儿患的是感染性肺炎，由于其主要是通过呼吸道传播，所以其呼吸道症状会表现相对多一些，可表现为吃奶时的呛咳、单声咳，以及短暂的咳嗽。

4 口吐白沫

口吐白沫是新生儿肺炎的特征之一，白沫主要来源于气管内分泌物。

5 不发热

大部分新生儿肺炎病例不发热，即使发热，体温也多为低热，持续时间一般为 2~3 天，很少超过 1 周。重症患儿有时不发热，仅表现为体温不升。

6 其他症状

患儿会表现为吃奶欠佳、精神弱，有的患儿还出现腹泻、呕吐等消化道症状。

患肺炎的新生儿原则上都应该住院治疗，病情稳定的轻症肺炎患儿也可以不住院，但是必须经过医生诊断，在医生的指导下治疗，同时要密切观察病情变化，一旦病情加重，应立即到医院就诊。

 婴幼儿肺炎的家庭诊断

1 发热

婴幼儿患有肺炎时，大多伴有发热症状，且体温多在 38 摄氏度以上，持续两三天。患病期间，即使服用退热药，也只能使体温暂时下降一会儿，不久便又上升。

但是，宝宝是否患有肺炎，决不能单从发热与否判断。宝宝患肺炎体温可能会很高，但也可能不发热，甚至体温低于正常。发热时间长短也不能作为判断肺炎的依据。有的宝宝发热仅 2 天就已发展为肺炎，而有的宝宝发热 1 周也并不是肺炎引起的。所以，判断宝宝是否患有肺炎，还需结合其他症状。

2 咳嗽和呼吸

感冒和支气管炎引起的咳、喘多呈阵发性，一般不会出现呼吸困难，但若咳、喘较重，静止时呼吸频率增快，呼吸时两侧鼻翼一张一张的，口唇发青或发紫，则提示病情严重，不可拖延。

3 观察精神状态

父母应留心注意宝宝的精神状态。如果宝宝即使在发热、咳嗽、喘，但是精神很好、能玩、爱笑，则表明宝宝患肺炎的可能性不大。相反，如果宝宝的精神状态不佳、口唇青紫、烦躁、哭闹或昏睡、抽搐，少数患儿还可能出现胡言乱语，则说明宝宝病得较严重，患肺炎的可能性较大。

4 没食欲

宝宝得了肺炎，会表现为不吃东西，或一吃奶就哭闹不安。如果确诊宝宝已经得了肺炎，应继续喂奶、喂食，多喝汤类食物。如果患儿食欲减退，应少量多餐。哺乳婴儿应增加每天的喂奶次数，以增强营养与体力。

5 听胸部

由于宝宝的胸壁薄，有时不用听诊器也能听到胸部水泡音，所以细心的父母可以在宝宝安静或睡着时听听他的胸部。听宝宝胸部时，应在温暖的室内，脱去宝宝上衣，将耳朵轻轻贴在宝宝脊柱两侧的胸壁，仔细倾听。肺炎患儿在吸气时，会听到咕噜、咕噜的声音，医生称之为细小水泡音，这是肺部发炎的重要体征。

0~3 岁的宝宝

3 岁以内的宝宝出现肺炎主要是因为受到病毒、细菌感染，其中最多的是引发感冒的病毒或细菌，还有小部分宝宝是受到肺炎链球菌感染。

肺炎初期全身症状明显：精神状态不佳，常因烦躁、憋气而哭闹不安。饮食量显著下降，不吃东西，还会出现吐奶现象。多睡易醒，爱哭闹，夜里有呼吸困难加重的趋势。

3 岁以内的宝宝，如果出现持续 2 天的 38 摄氏度以上的高热，或者咳嗽明显、出气粗、听到呼吸时的咕噜声时，要马上到医院检查。

3~6 岁的宝宝

此时宝宝的抵抗力比前一个时期要强一些，但由于上幼儿园参加集体生活，所以也是呼吸道感染的高发年龄。支原体感染比较常见，也有少部分抵抗力弱的宝宝会受到病毒或细菌的感染而出现肺炎。

全身症状也很明显：与上个年龄段相比，宝宝的症状会有所缓和，但也容易发现异常。精神状况不佳，不爱玩闹；食欲下降，吃得很少，甚至不吃东西；睡眠不稳定，尤其是夜里经常因为憋气或咳嗽而睡不好。

肺炎宝宝的家居护理

宝宝患肺炎的家庭护理方面，家长应注意以下几点。

1 注意观察患儿呼吸

父母应观察患儿安静时的呼吸次数，若患儿安静时的呼吸次数明显加快，应立即到医院就诊。如果患儿不仅呼吸加快、咳嗽，而且精神萎靡或烦躁、鼻翼翕动、唇周青紫，此为重症患儿，应尽快去医院治疗。

2 保持室内空气新鲜清洁

宝宝患病期间，应谢绝客人来访，特别是当其他人也患有呼吸道感染疾病时，应与患儿隔离，防止交叉感染。居室要定时开窗，使空气流通，室内不能抽烟，切不能门窗紧闭，造成室内空气混浊。

3 饮食

患儿因发热、出汗、呼吸快而失去较多水分，因此，应给予充足水分，这样也可使稠痰变稀，有利于痰液的排出。根据患儿的年龄特点，提供营养丰富、清淡和易于消化的食物，若宝宝伴有发热，可给予流食，如人乳、牛乳、米汤、菜汁、果汁等，退热后可加半流质食物，如稀饭、面条、蛋糕之类的食物。另外，还要注意给患儿补充维生素，以增强抵抗力。

4 翻身拍背

对于痰多的患儿，应尽量让痰液咳出，防止痰液排出不畅而影响肺炎康复。婴幼儿不会咳痰，必要时须吸痰。在病情允许的情况下，家长应经常将患儿抱起，轻轻拍打背部。卧床不起的患儿应经常翻身，这样也可使痰液容易咳出，有助于康复。

5 保持呼吸道通畅

小儿患肺炎时，肺泡内气体交换受到限制，体内有不同程度的缺氧。如果鼻腔阻塞或气管、支气管内有大量痰液，会影响空气的吸入，加重缺氧。因此，应及时为患儿清除鼻腔分泌物并吸痰，以保持其呼吸道通畅。

6 充分休息，保证良好睡眠

患儿患病期间应尽量卧床休息。患儿身体比较虚弱，充分的休息有利于身体的康复。

很多父母认为"宝宝咳嗽得厉害，应该先止咳"，但是，如果宝宝是因肺炎引起的咳嗽，就需要先化痰，将积压在肺部的细菌或病毒以痰的形式让宝宝咳出来，这样做才对宝宝的康复有利。所以，建议父母不要擅自为宝宝选择止咳药，要听从医生的建议。通常宝宝吃了化痰止咳药后的一段时期内，会有咳痰增多的现象，不用担心，这都是正常的，药物只不过将吸附在宝宝肺部的黏液化解掉，再通过咳痰的方式将黏液咳出来。

如何预防宝宝患肺炎

● 让宝宝多到户外活动，锻炼身体，练习对寒冷气候的适应能力，增强抗病能力；多晒阳光，保持室内空气新鲜，预防感冒及流感发生。

● 合理喂养，保证宝宝营养充足，防止患营养不良和佝偻病。

● 尽量不去人群密集的地方，若有家人患感冒或其他呼吸道感染性疾病，要尽量和宝宝隔离，以避免交叉感染。

● 接种肺炎疫苗。目前有三种疫苗：B 型流感嗜血杆菌结合疫苗、7 价肺炎球菌疫苗和 23 价肺炎球菌多糖疫苗，能部分预防小儿肺炎的发生。

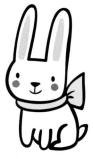

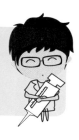

流　脑

什么是流脑

流脑是流行性脑脊髓膜炎的简称，是由脑膜炎双球菌引起的化脓性脑脊髓膜炎，为常见的急性呼吸道传染病。

1 易感人群

任何年龄均可发病，多见于 15 岁以下的儿童。一般来说，3 个月以上的婴儿便可发病，6 个月~2 岁的婴幼儿发病率最高，以后随年龄增长逐渐下降。

2 流行季节

流脑一年四季均可发生，但以冬、春季发病较多。一般于 11 ~12 月份发病率开始上升，次年 2~4 月份达到高峰，5 月份下降，7~10 月份处于最低水平。

冬春季气候寒冷和干燥，宝宝的呼吸道黏膜抵抗力减低是造成本病高发的主要原因；再加上居住环境拥挤，且冬天因天气寒冷使室内通风不良等外部因素，更加容易导致本病高发。

3 传染源

流脑的传染源为患儿和健康带菌者，脑膜炎双球菌存在于患儿或健康带菌者的口、鼻和咽部。据统计，在感染流脑的人群中，约60%~70%的人成为带菌者，其中30%的人表现为上呼吸道感染，仅1%的人出现了典型的流脑症状。所以，带菌者作为传染源的意义更大。

4 传播途径

当患儿或健康带菌者说话、咳嗽、打喷嚏时，病原菌会通过飞沫扩散到空气中，但由于此病原菌在人体外的生存力极弱，所以通过日常用品间接传播的概率极少。相比之下，密切接触的传染意义就大得多了，如同睡、怀抱、喂乳、接吻等都会使病原菌传染概率增加。

 ## 流脑有哪些表现

健康宝宝吸进病原菌后，疾病的发生和发展与否和宝宝自身的免疫力、细菌数量及毒力有关。

如果被感染的宝宝身体健康，机体免疫力强，防御功能健全，会及时产生自身抗体，入侵的病原菌会被清除，称之为隐性感染。若宝宝的免疫力较低，病菌会入侵并在鼻咽部繁殖，引起呼吸道感染；但当机体免疫力低下或入侵病菌量多及毒力强时，病菌就可能从鼻咽部进入血液循环，在血液中繁殖导致败血症，进一步随血流侵犯脑组织和脊髓外的被膜，引发脑脊髓膜炎。

宝宝感染流脑后，潜伏期为1~7天，一般2~3天后发病。在病情发展初期为上呼吸道感染期，患儿会出现一些类似伤风感冒的症状如咽痛、鼻塞、流涕、咳嗽和轻微的发热等。

少数患儿由于抵抗力弱，病菌得以进入血循环并进行繁殖，此时就会出现第二期也就是败血症期的表现。患儿常突起高热，伴有呕吐、食欲不振、精神萎靡等中毒症状。较大的患儿常诉头痛和全身酸痛，婴幼儿易发生惊厥。起病数小时后，患儿的臀部、肩部等受压部位出现出血性皮疹，为鲜红或暗紫色，大小不一，小的如针尖大小，大的呈斑片状。

此后，多数患儿于 1~2 天内发展为脑膜炎，即第三期脑膜炎期，表现为高热、剧烈头痛、呕吐、抽搐和颈强直等异常情况。病情严重者可出现面色灰白、四肢发凉、血压下降甚至昏迷。如不及时抢救治疗，可导致患儿死亡。婴幼儿与年龄较大患儿表现有所不同，在发热的同时，常常伴有拒奶、凝视、呻吟、尖叫、激惹、惊厥等特点。

 如何预防流脑

● 对患儿应做到早发现、早诊断、早报告、早隔离、早治疗。隔离期应至临床症状消失后 3 天，但不能少于病后 7 天。

● 流脑病菌对日光、干燥、寒冷、湿热及消毒剂耐受力很差，所以要注意个人和环境卫生。搞好室内卫生，经常开窗换气，保持室内空气的流通与新鲜。衣服、被褥和生活用具要经常日晒、煮烫消毒等。

● 在流脑流行期间，避免走亲访友，尽量不带宝宝去公共场所如商店、影剧院、公园等游玩。如非去不可，应戴上口罩。

● 在流脑高发季节里，如果发现宝宝有发热、咽喉肿痛、头痛、呕吐、精神不好、皮肤出血点等症状应及时去医院诊治。

● 注意保暖，预防感冒。人体在感冒时抵抗力会降低，容易受到流脑病菌的袭击而发病。因此，要随天气变化随时增减衣服。宝宝运动或玩耍出汗后，应及时把汗水擦干，穿好衣服。夜间睡觉时要盖好被子。

●要给宝宝建立科学健康的生活方式。按时作息，保证充足的睡眠，经常参加体育锻炼，加强营养，注意饮食均衡，提高机体自身的抗病能力，也可常用淡盐水漱口。

●按时给宝宝接种流脑疫苗。

宝宝6个月时应进行初次免疫。接种 A 群流脑疫苗，基础免疫 2 针，第二针在宝宝 9 个月时接种。宝宝到了 3 岁时，应接种第二剂流脑加强，A+C 群流脑疫苗。宝宝 9 岁时，再接种一针 A+C 群流脑疫苗。

宝宝预防接种后应注意哪些事情？

●接种后宝宝应在医院留观 20~30 分钟。

●接种后要给宝宝多饮水。

●接种当天避免注射部位沾水，注意注射部位的清洁干燥。

●接种后 1 周内尽量不要给宝宝吃以前没有吃过的东西。

●接种当天不要做剧烈运动。

●少数宝宝可能会出现发热，注射局部红肿、疼痛或出现硬结等反应。一般症状在 3 天内可自行缓解。

●如果宝宝接种后体温高于 38.5 摄氏度，或出现全身不适感明显及接种部位红肿硬结大于 3 厘米，家长应及时带宝宝去医院诊治。

春季发疹性疾病

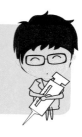

春季太阳好、没风的日子，孩子们都在家待不住，争先恐后地想往外跑。不过，阳光明媚、草长莺飞虽然吸引人，但与此相关的问题也会随之而来，尤其是发疹性疾病在春天好发。

 荨麻疹

柳絮、花粉、扬尘是春季最容易导致过敏的因素。有呼吸道过敏的孩子可能出现过敏性咳嗽、哮喘，皮肤过敏的孩子可能出现湿疹、荨麻疹等。

1 症状与疹子特征

荨麻疹就是我们俗称的"风疙瘩"。发疹原因常常不明确，有时带孩子出去玩了一下，回来就出现了荨麻疹。较典型的疹子呈约1厘米直径的风团样，疹子不红，凸出皮面，剧痒。在风疹块出现前几分钟，局部皮肤会有瘙痒和烧灼刺痛感。疹子常常发生迅速，开始一两个，很快增多，有时会遍及全身，严重时会有头面部及嘴唇水肿。有时几小时后疹子会自行消失，而且不留任何痕迹，就像没有发生过一样；有的需要服用一些抗过敏药物才会慢慢消退。若出现头面部水肿，可能需要静脉给予一些抗过敏药物。荨麻疹的发生一般不伴有发热，发疹迅速、消退迅速，疹子非常痒，经常看到疹子上有抓痕。

2 诱发原因

宝宝春天容易患荨麻疹，一是由于外界环境中过敏原大量增多；另外，由于季节的变更，宝宝的衣物被褥都开始更换，冬天没有穿的旧衣服和从没穿过的新衣服都可能造成过敏，需要引起父母的注意。

3 预防重点

● **少接触常见的过敏原**。有很多荨麻疹属于过敏性荨麻疹，特别是过敏体质的宝宝接触了过敏原后马上会出现荨麻疹的症状。这样的宝宝就要让他少去玩花草，如果接触了，回家后要记得给他换衣服、洗手、洗脸。

● **避免冷热刺激**。所谓"风疙瘩"，多是因为长时间对着冷风吹后，又进到温暖的地方，受冷热刺激引起的。

● **警惕不常吃的食物**。荨麻疹也被称为"饭疙瘩"，因为对吃的食物过敏加上受冷风吹也容易引起荨麻疹。春天从南方运来的水果比较多，北方的孩子在选择水果时不要太杂，量不要太多。对没吃过的食物，先从少量开始，宝宝没有异常反应后，再逐渐加量。

4 护理重点

● 在室外，别让宝宝在风口和阳光暴晒的地方玩。荨麻疹的特点是皮肤受到刺激后会反复出现，像冷风、强烈的阳光都是刺激皮肤的主要因素，所以尽量带宝宝到风不大的地方玩。阳光的暴晒会让宝宝的皮肤干燥、抵抗能力变弱，所以在室外时尽量不要让宝宝受到烈日直晒。

●经常给宝宝剪指甲，不要让宝宝用手抠疹块，以免皮肤溃烂造成感染。给宝宝穿全棉的内衣，在保暖的同时，不要给宝宝穿得过多，因为过热会让荨麻疹加重。内衣要宽大且需要经常换洗，洗完以后放在太阳下暴晒，利用阳光中的紫外线进行杀毒。外衣和被褥也要经常换洗，保持干净与干燥。

●如果宝宝得了荨麻疹，洗澡的时候要特别注意。尽量不要让疮面长时间浸泡在水或沐浴液里。要给宝宝选用专门的婴儿沐浴液，不要使用对宝宝有刺激的成人沐浴液。

●饮食不要太杂。得了荨麻疹后，宝宝的饮食虽然不受太大影响，但是不要太杂。尤其是过敏体质的宝宝，海鲜和不常见的水果暂时不要吃。

●发现宝宝得了荨麻疹，最好先带他到医院检查，让医生确认，然后再回家好好护理。有些严重的宝宝，医生会建议给他使用抗组胺类药物，缓解过敏引起的不适症状。

贴心小纸条

荨麻疹不是传染病，所以即使宝宝得了荨麻疹仍可继续上幼儿园，但是父母要提前告诉老师宝宝的状况，提醒老师少让宝宝吹风、哪些食物暂时不要给宝宝吃，等等。另外，宝宝生病这段时间，最好带宽松的睡衣和运动服去幼儿园，请老师根据情况给宝宝换一下，这样可以让宝宝的皮肤舒服一些。

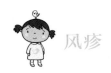 风疹

风疹在冬春季比较高发。家长应了解的是，风疹不是"风疙瘩"，它不是一种过敏性疾病，而是一种发热、发疹性传染性疾病。它就是我们给宝宝接种的麻腮风疫苗中的"风"。

1 症状与治疗

风疹的发病没有特别显著的年龄特点，各年龄段的孩子均可发病。风疹发病常常不重，表现为先发热，热度中等，可能伴发感冒样症状。发热1~2天皮肤开始出现细小的红疹子，疹子大小不等，但一般不大，全身散布，一般3~5天自行消退，不留痕迹，一般没有脱屑。

临床上由于患儿病情比较轻微，发热和疹型均无特征性，临床鉴别有些困难。不过该病极少发生合并症，不须什么特殊治疗，如果没有流行病报告集体发病，有时医生并不一定给予诊断。

2 特别注意

风疹的主要危害对象是育龄女性。女性孕期若感染风疹病毒，其造成胎儿畸形的发生率是非常高的。因此，如果家中有风疹患儿，应与孕早期的女性隔离。

 水痘

水痘是由水痘病毒初次感染引起的急性传染病。该病传染率很高，接触病毒后90%以上未出过水痘的孩子都会发病。水痘主要发生于2~10岁

的儿童，通常当幼儿园或小学中发生一例水痘以后往往会引起流行，严重时可能造成整个幼儿园或小学中大多数孩子被感染。水痘病毒可通过空气飞沫和接触传染，如患儿接触过的玩具、被褥及毛巾等易携带水痘病毒。

抵抗力弱、免疫功能差或者患有严重疾病（如白血病或其他恶性肿瘤、先天性或获得性免疫缺陷，以及正在接受大剂量免疫抑制剂治疗、化疗、放疗）的孩子，更容易罹患水痘，并且症状严重，甚至直接引起死亡。即使是健康儿童出水痘也可能继发细菌感染，或引起脑炎、多发性神经根炎、肺炎等严重的并发症。

1 患病诱因

宝宝在冬末春初的时节最易罹患水痘。此时节气温较低，宝宝在室内活动的时间较多，彼此间密切接触机会增多，从而增加了水痘病毒经空气飞沫传播的机会。此外，冷空气和干燥空气会刺激呼吸道黏膜，室内通风较差也会使一些有害病原体易于繁殖，使黏膜上皮的纤毛运动减弱，呼吸道黏膜抵抗力降低。而对于患有呼吸道感染的宝宝，其呼吸道黏膜可能受损，呼吸道黏膜的非特异性免疫力减低，易于水痘病毒的乘虚而入。

2 水痘特征

宝宝被水痘病毒感染后，病毒的潜伏期为 14～21 天。发病初期，患儿可能会出现一些全身不适的表现，如发热，但热度一般不高，大约 38 摄氏度～38.5 摄氏度，或伴有轻微的咳嗽、腹泻、精神和食欲稍差。这些症状往往持续时间很短。

发热的同时或发热后 1～2 天，宝宝的皮肤开始发痒，先是出现米粒大小的小红点，经过几个小时或 1 天左右，小红疹子便会转变成略高出皮肤表面、椭圆形的水疱。水疱似绿豆大小，内含透明液体，周围有红晕。大约 1~2 天后，水疱内容物混浊，中心凹陷；3~4 天后干燥并结痂。水痘的结痂一般会在 2~3 周脱落。

水痘的皮疹一般为向心性分布，躯干部皮疹较多，四肢及头面部较少；由于皮疹是一批一批出现的，所以初期的丘疹样红疹和后期的斑疹、丘疹、疱疹和结痂的皮疹可同时在孩子身上看到，这种"四世同堂"的皮疹表现是水痘的重要特征。

3 家庭护理

多数宝宝患水痘后，症状较轻。对于水痘发疹较重的宝宝，不但皮肤上有疹子，口腔、结膜甚至外阴内侧的黏膜上也可见到。宝宝在出疹时，皮肤会有发痒的感觉，甚至痒得难以忍受。所以，对水痘患儿最重要的护理便是皮肤护理。

要将宝宝的指甲剪平，避免其抓伤皮肤，引起水痘感染或造成永久的瘢痕。每天最好用 1‰ 的苯扎氯铵溶液给患儿擦洗水痘患处，擦洗时要注意先擦洗没有感染（未见脓性分泌物）的疱疹，后擦洗已经感染的疱疹。擦洗后给患儿更换清洁的内衣，内衣要求质地柔软，避免擦破皮肤。患儿的床单、被套等也要注意保持清洁。

宝宝皮肤发痒时，可涂炉甘石洗剂止痒。如果疱疹已破，可涂 1% 或 2% 的甲紫药水；若较严重、已化脓，可在医生的指导下使用抗生素。

水痘如发生继发性感染（肺炎、肾炎和脑炎等并发症），可能会导致宝宝死亡。因此，如果宝宝高热不退或有皮肤感染，应考虑并发症出现的可能，要及时到医院就诊。

此外，水痘病毒主要是经飞沫和接触传播，所以要注意房间的通风换气，保持室内空气新鲜。患儿一般伴有发热，此时要注意给患儿多饮水，以有营养、清淡且易消化的食物为主。

4 预防要点

目前，水痘病毒活疫苗已被用于正常易感儿童对水痘的预防，宝宝接触水痘后3天内接种仍然有效，但疫苗保护不是终生的，在第一次接种疫苗5年后，孩子有必要再次接种。对有接触史的高度易感者（免疫低下或者正在进行激素治疗的接触者），可在3天内注射丙种球蛋白或水痘—带状疱疹免疫球蛋白，以减少发病的危险性。

贴心小纸条

幼儿园宝宝如何防水痘

水痘的传染性非常强，为避免在幼儿园中流行，一旦发现患儿，应马上与其他宝宝隔离，直到所有水痘出完、干硬和结痂。其污染物、用具可用煮沸法或暴晒法消毒。与患儿同班的其他宝宝均为密切接触者，应隔离观察3周。一般来讲，婴幼儿患过一次水痘，病愈后即可获得终生免疫。

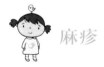 麻疹

麻疹是一种急性呼吸道传染病，7个月~5岁儿童多发，发热3~5天出疹，1天内遍及全身。颊黏膜有麻疹白斑，高热40摄氏度持续不降，若无异常2周即愈。

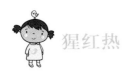
猩红热

猩红热属细菌引起的急性呼吸道传染病，表现为发热、咽喉炎，全身有弥漫性鲜红色皮疹，疹退后有明显的皮肤脱屑。因为猩红热与感冒都是冬春季常见病，早期症状又很相似，所以容易混淆。但是，猩红热发病后，咽部明显红肿疼痛，一昼夜内出现典型皮疹，舌鲜红无苔如杨梅，均与感冒有明显不同，可资鉴别。

手足口病

手足口病是以手、足皮肤疱疹和口腔黏膜溃疡为主的传染病。临床主要症状为口腔黏膜出现红色溃疡性疱疹，同时手、足、皮肤出现斑、丘疹，并转为疱疹，可伴有低热。

宝宝得了出疹性传染病，家长不要惊慌，可采取以下措施：

• 让患儿休息，病室内要安静，空气要新鲜，被子不能盖得太厚。

• 要保持皮肤的清洁卫生，尽量穿纯棉宽松的衣服，经常给宝宝擦去身上的汗渍，以免着凉。

• 给宝宝多喝些开水或果汁水，以利出汗和排尿，促进毒物排出。

• 吃容易消化的流质或半流质食物。

• 宝宝出现高热不退，及其他症状如精神差、咳嗽、呕吐、腹泻等，应及时找专业的儿科医生就诊。

孩子出疹子并不可怕，但如果发疹的同时也伴有发热，就应该引起家长的重视。造成发热发疹性疾病的原因有很多，因此医生需要看到孩子，诊查疹型，了解病史，有时还需要辅助检查来协助诊断。所以，当孩子出现发热并且出疹时，就一定要带孩子看医生了。

幼儿急诊

 ## 什么是幼儿急疹

幼儿急疹是由病毒引起的急性出疹性传染病，通常是由呼吸道带出的唾液传播，多见于6~18个月的婴幼儿。幼儿急疹一年四季均可发病，以春冬两季最多。幼儿急疹几乎会侵袭所有的婴幼儿，常常导致宝宝出生以来的第一次发热，而且还是高热，一般持续3~5天。

幼儿急疹起病急骤，宝宝常常是刚才还好好的，一会儿就烧起来了，体温可达39摄氏度~40摄氏度。

幼儿急疹的典型特点之一就是疹出热退。皮疹主要分布于头面、颈部及躯干，四肢较少。皮疹为玫瑰色斑疹或斑丘疹，直径约2毫米~5毫米，周围有浅色红晕，压之褪色——用手按压，皮疹会褪色，撒手后颜色又恢复到玫瑰红色。

幼儿急疹在发病时，可有颈部和枕后淋巴结肿大，无压痛，热退后一般要经过数周便可逐渐消退。患幼儿急疹的宝宝若出现此情况，家长不必紧张。

宝宝发热时，可采用如温水浴、睡冰枕、退热贴、温水擦拭额头和四肢等方法给宝宝降温。

幼儿急疹的家居护理

• 饮食应以清淡为主，选择容易消化的食物，如牛奶、米汤、豆浆、粥以及面条等。适当补充 B 族维生素和维生素 C。母乳喂养既补充营养和水分，又能安抚宝宝，是宝宝的最佳食物。

• 妈妈要注意给宝宝补充水分，让宝宝多饮水。饮水以温开水为佳，不要喝甜水，因为宝宝发热时食欲欠佳，甜水会进一步影响宝宝的食欲，不利于疾病的康复。

• 在宝宝发热出汗时，可用温热的湿毛巾或柔软的干毛巾给宝宝擦拭，这样既可散热又很舒适；也可采用温水浴、退热贴。

• 宝宝出疹时，要卧床休息，尽量少去户外活动，应特别注意避风寒。

贴心小纸条

如果宝宝高热持续不退，可在医生指导下采用退热药物如布洛芬、泰诺林等。

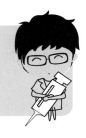

过敏性咳嗽

　　春季，慢性咳嗽导致喘息的宝宝逐渐增多，家长多按感冒或支气管炎治疗，但宝宝的咳嗽始终不见缓解。其实，宝宝很有可能是患了过敏性咳嗽。

　　过敏性咳嗽是一种最常见的慢性咳嗽，又叫咳嗽变异性哮喘。病因很复杂，主要包括各种感染（细菌、病毒等）、空气中的致敏因子如尘螨、花粉或饮食中过敏原和宝宝本身是过敏体质。

 什么是过敏性咳嗽

　　该病特点是咳嗽迁延不愈，至少持续一个月以上；咳嗽多见于晨起、睡前以及活动后；少痰或伴有白色泡沫痰；不发热；抗生素治疗无效；等等。

　　季节交替时宝宝易患过敏性咳嗽，是因为其支气管黏膜比较娇嫩，抵抗外界病菌感染的能力差；加之如果是过敏体质的宝宝，气道更是处于高度敏感状态，对春季尘螨及花粉这些最常见的过敏原易产生持续的炎性反应而引起刺激性咳嗽的症状。

　　若孩子患了过敏性咳嗽，父母应及时带患儿就诊，并尽可能多地向医生提供孩子的情况，包括：咳嗽的性质（如干咳或湿咳）、时间（如咳嗽发作有无规律性）、季节（如春秋季是否多发）、生活环境变化情况（如入幼儿园后、搬入新家后、添置新的被褥后咳嗽频发等）；服用抗生素的种类、天数及疗效；孩子的情绪、饮食、生活习惯等。此外，还要提供孩子近期病情的变化和本次就诊可能诱因，以便医生能够更好地作出诊断与治疗。

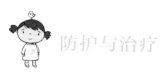

防护与治疗

预防过敏性咳嗽的关键在于发现和祛除病因。在季节交替时，气温骤变，应注意防寒保暖，避免着凉感冒。若宝宝是过敏体质，建议测"过敏原筛查"，避免让宝宝与结果呈阳性的过敏原接触。家里不要养宠物和花，不要铺地毯，避免宝宝接触花粉、尘螨、油烟、油漆等，不要让宝宝抱着长绒毛玩具入睡，被褥也要常晾晒。浴室和地下室应经常使用除湿机和空气过滤器清理。

过敏性咳嗽并不可怕，症状轻的宝宝是不需要用药的，咳嗽明显的宝宝在经过抗过敏治疗后，大多数是可以治愈的，并不影响宝宝的正常生活，家长切不可过度焦虑，否则反而给宝宝造成心理压力。但是，对于有明确过敏体质及遗传因素的宝宝，其过敏性咳嗽有转变为哮喘的可能性。值得注意的是，过敏性咳嗽一般需要 1~3 个月的系统治疗，很多父母因怕宝宝长期服药会产生副作用，故放弃坚持系统治疗，这是一大误区。

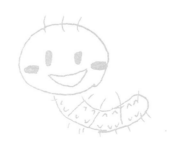

儿童抽动症

春季儿童抽动症的加重，除了与传统认为的春季神经细胞活跃有关外，孩子入学后心理压力大、精神紧张更是需要家长注意的因素。

春季易诱发儿童抽动症

神经细胞活跃是黑手，压力大同样难逃干系

儿童抽动症是抽动—秽语综合征的简称，又叫多发性抽动症。一般儿童多在少年期发病，90%在10岁以前第一次发病，男孩多于女孩。患儿常常由于某些部位的不适感，产生保护性或习惯性的动作而固定下来，如眨眼动作，可因眼结膜炎或异物进眼引起；皱眉、皱额可因戴帽过小或眼镜架不合适引起；摇头或扭颈，可因衣领过紧等引起。

儿童抽动症除了由于儿童对外界刺激敏感外，更重要的原因是心理压力过大。寒假过后，孩子进入学校学习，课堂纪律要求严格，学习压力大，其症状就更加突出，从而引起父母的焦虑不安和老师的关注。

但是，如果此时父母没有意识到，反而认为孩子上课注意力不集中、挤眉弄眼等都是坏习惯，用言语责怪吓唬，甚至打骂，这样反而会增加孩子的紧张和恐惧感，使病情加重。

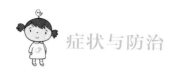

抽动症多为面部表情

儿童抽动症是一种多发性语言、行为障碍综合征，主要表现是有点头、仰头、引颈、皱眉、眨眼、咧嘴、撇嘴、龇牙、咬舌、鼻翼抽动、甩手、跺脚等动作；在走路时发作则表现为蹦跳或特殊的步态；若抽动发生在腹部肌肉，可见收腹或挺腹等动作。当抽动发生在喉肌部位时便会出现各种喉音，如吠声、清嗓声，也可出现重复刻板的粗话或其他难以入耳的语言。

药物和心理治疗双管齐下，家长应营造宽松气氛

孩子出现以上症状后，要及时到正规医院进行药物和心理治疗。对于儿童抽动症患儿，家长和老师千万不能责怪孩子，应采取良好的教育方式，为儿童营造一个宽松的环境，同时鼓励孩子多参加活动，转移注意力。

家长平时还要让孩子少看电视或玩游戏机，多参加体育锻炼，避免出现感冒或过度疲劳，减少诱发因素。

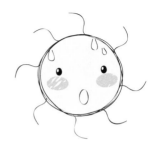

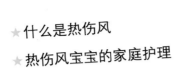

★ 什么是热伤风

★ 热伤风宝宝的家庭护理

第五课

夏季宝宝易患热伤风

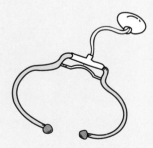

什么是热伤风

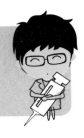

　　"热伤风"是在炎热的夏天由于过热而患的感冒，是与过冷导致的感冒相对而言的，属于夏季普通感冒。宝宝皮肤比较薄嫩，皮下脂肪少，而皮下毛细血管却非常丰富，体温调节中枢和血液循环调节中枢都尚未发育完善，因此对体温调节功能较差，不能随着外界环境的变化而迅速变化。在炎热的夏天，宝宝毛细血管始终处于开放状态，受到穿堂风、电风扇或空调等冷风刺激，宝宝便容易患"热伤风"。

　　引起热伤风的原因：夏季天气炎热，水的摄入量较少、消耗过多，睡眠不佳，活动减少等。外因包括冲凉时贪凉，水温过低、空调温度过低，室内外温差大、睡觉不盖被子、燥热，过量吃冷食、喝冷饮、长时间吹风扇。以上原因都可以造成宝宝抵抗力降低，病原易于入侵，使宝宝出现夏季感冒。

贴心小纸条

热伤风和冬季感冒的区别

　　从中医角度来讲，秋冬季的感冒主要是以寒邪为主的感冒。夏季的感冒通常是体内存有内热又受了风邪的感冒。夏季的感冒多有暑湿的情况。

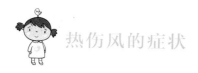

热伤风的症状

"热伤风"具有普通感冒的症状，如发热、流黄涕、打喷嚏、鼻塞、轻度咳嗽等，除此之外还有汗出不畅、恶心呕吐、腹泻、腹痛等表现，常常伴有头疼。部分宝宝可有咽痛、扁桃体肿痛。重者有高热、头痛、乏力、食欲减退。宝宝可能有较频繁的咳嗽，也可能有咽部充血、疱疹和溃疡，扁桃体液体渗出，咽痛明显。炎症还可引起颌下淋巴结肿痛，波及鼻窦、中耳、气管和肺出现并发症。宝宝高热容易引起惊厥。

热伤风的治疗

"热伤风"和普通的上呼吸道感染一样，大多是由病毒引起的，查血白细胞多正常或偏低，在病毒感染早期，不必使用抗生素。如果合并细菌感染，如渗出性扁桃体炎、化脓性中耳炎，医生会视具体情况使用抗生素治疗。宝宝如果发热，可以在医生的指导下适当退热，但不要使用过大剂量的退热药，以免体温骤降，出大汗发生虚脱。如果宝宝咳嗽较重，影响饮食和睡眠，可在医生的指导下服用止咳药。中药治疗宜清暑化湿、解表和中。对于头痛、呕吐的宝宝可选用藿香正气口服液（每支10毫升），7岁以上服3毫升~5毫升，3~7岁服2毫升~4毫升，每日2次。其他可以选择的中药有双黄连、双花口服液等清热解毒的药物。

热伤风宝宝的家庭护理

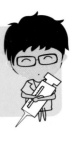

1 环境

夏天气温较高，体温不容易发散，热伤风的宝宝往往体温较高，因此尤其要注意保持一定的室温。盛夏时，可适当开启空调降温，室温可控制在 26 摄氏度~28 摄氏度。要注意避免室温过低，否则宝宝皮肤下血管收缩反而不利于散热。空调房也要注意经常开窗通风，保持空气清新。热伤风的宝宝可以洗温水澡，帮助降温。

2 饮食

夏天，人体从体表蒸发的水分明显增加，同时宝宝由于发热服用退热药，出汗会增多，因此保证宝宝摄入充足的液体很重要。宝宝要多饮水，出汗多时可以给予淡盐水补充液体的丢失。许多宝宝呼吸道感染时，往往伴有胃肠道功能紊乱、消化酶减少，要让宝宝进食清淡、新鲜、易消化的食物，避免出现胃肠道不适。

3 睡眠

宝宝有充足的睡眠和休息才能早日康复。宝宝如果咳嗽较剧烈，影响睡眠，可以在医生的指导下服用止咳药，以保证睡眠。

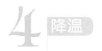

4 降温

　　由于夏天气温较高，有时宝宝可在短时间内突然出现高热，有些小宝宝还可出现高热惊厥，因此要随时注意降温。

　　一般，当宝宝的体温超过 38.5 摄氏度时，要及时进行退热处理，如口服对乙酰氨基酚（泰诺林、百服宁等）或布洛芬（美林）。病毒感染的宝宝要避免使用阿司匹林，否则会引起瑞氏综合征（宝宝体内血氨增高，出现昏迷、抽搐等症状）。在家中，还可以用冷水毛巾敷在宝宝的前额、腋下、大腿根部或用温水洗澡等物理方法来辅助降温。

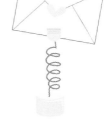

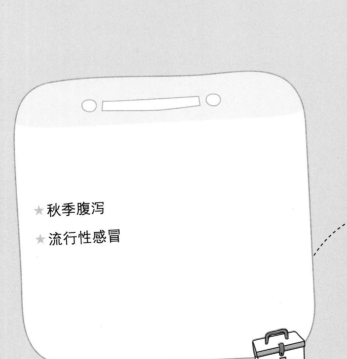

★秋季腹泻

★流行性感冒

第六课
秋季危害宝宝健康的两大疾病

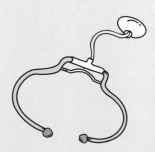

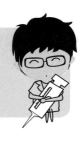

秋 季 腹 泻

什么是秋季腹泻

　　秋季腹泻是指主要发生在 10 月至来年 1 月秋冬季节的小儿腹泻病，引起秋季腹泻的主要病原是轮状病毒。6 个月~2 岁的婴幼儿最易被感染。6 个月以下婴儿因有母亲传给的抗体，一般少发病或发病后病情较轻。2 岁以上小儿多数感染过轮状病毒，体内已经有抗体，所以发病率也明显降低。

　　秋季腹泻是一种传染病，可以通过消化道和呼吸道感染而致病。带有病毒的成人给宝宝喂东西吃，或者食物本身不卫生，都有可能使病毒从口腔进入宝宝体内。如果正常宝宝接触患病的宝宝，也可能通过呼吸道被传染。

秋季腹泻的判断依据

　　秋季腹泻在临床上有 3 大特征，即感冒症状、呕吐和腹泻。如果秋冬季节 6 个月~2 岁的宝宝在家中出现急性发热，体温可达 39 摄氏度以上；伴呕吐数次，呕吐物为胃内容物和奶汁，同时有咳嗽和流涕症状；随后出现腹泻，大便为黄色水样便或蛋花样便带少量黏液，无脓血和腥臭味，每日 5~10 次或十多次。此时，家长要考虑宝宝可能患上秋季腹泻。

　　引起秋季腹泻的轮状病毒是世界范围内引起婴幼儿严重胃肠炎最常

见的病原，每年引起发展中国家近 50 万儿童死亡。轮状病毒感染引起的秋季腹泻，从轻型自限性水样腹泻到伴有发热和呕吐的严重腹泻，可引起脱水、休克、电解质紊乱等，危及小儿生命。因此，宝宝一旦出现发热、呕吐和腹泻症状，家长就应及时到医院就诊，以便明确诊断和得到及时治疗。同时，家长应注意观察和识别宝宝有无脱水症状，如出现前囟和眼窝凹陷、口唇干燥、哭时泪少、尿量减少、皮肤弹性差、精神脸色差等表现，均表明宝宝已处于脱水状态，必须尽快就医。

 秋季腹泻的居家护理

1 调整饮食

母乳喂养的患儿可继续母乳喂养，可适当延长喂奶间隔时间。如果是人工喂养，6 个月以内的宝宝，可以用米汤稀释牛奶给他喝，腹泻严重者可更换为不含乳糖的奶粉。腹泻好转后改为正常饮食。

6 个月以上的宝宝，可以吃些粥、面条或软饭，也可以暂时停止吃一部分辅食，如肉、蛋、菜、水果等，等腹泻减轻再开始食用，但停辅食时间不要超过 3 天，以保证所需热量和营养；同时也应注意逐步恢复饮食，由少到多，由稀到稠，不可操之过急，以免腹泻反复。

2 给宝宝口服足够的液体以预防脱水

在宝宝不呕吐的时候，父母要耐心地频繁多次地给他补充液体，最好的 3 种液体：

●米汤加盐溶液：米汤 500 毫升（1 斤装酒瓶）+细盐 1.75 克（一平啤酒瓶盖的一半）。

●糖盐水：白开水 500 毫升+蔗糖 10 克（2 小勺）+细盐 1.75 克。

●口服补液盐（ORS）溶液，每袋加 1000 毫升水稀释。预防脱水首先给 20 毫升/千克~40 毫升/千克，少量多次口服，要有耐心，几分钟喂一次，每次用匙喂 10 毫升~20 毫升。4 小时内服完，以后随时口服，根据腹泻的情况补充。如果宝宝对口服补液不耐受，或腹泻程度加重，就应该立即带宝宝去医院就诊，用静脉输液的方法补液。

3 腹部保暖

腹泻的病儿往往因肠痉挛引起腹痛，而进行腹部保暖可以缓解肠痉挛，达到减轻疼痛的目的，要盖好腹部，防止受凉，还可用热水袋热敷；喝些热水或用温手揉摸患儿腹部也能帮其保暖。

4 注意臀部护理

频繁的腹泻容易使臀部溃烂，要特别注意臀部的护理。大便后及时更换尿布，避免粪便、尿液浸渍的尿布与皮肤摩擦而发生破溃，每次排便后，用温水冲洗臀部，并用细软的棉布或纱布擦洗。在清洁后注意涂抹护臀膏。如已形成臀红，可涂鞣酸软膏或金霉素鱼肝油等。

5 家庭中应做好消毒隔离

餐具、水杯、水瓶要经常消毒。衣物要勤洗、勤晒。护理患儿后应反复洗手。护理过程中应注意观察并记录大便次数、性状、颜色及量的变化。如果宝宝在家治疗，护理期间病情不见好转或出现脱水症状，应及时带宝宝到医院就诊。

● 少带宝宝到人多的场所，避免接触患腹泻的宝宝。 宝宝使用的玩具、触摸到的家具，都要用清水冲洗。

● 讲究饮食、饮水卫生，饭前便后要洗手，餐具要消毒。 喂宝宝吃奶或吃饭前，一定要洗干净手。 预防感冒，增强宝宝抵抗力。

● 口服轮状病毒活疫苗。 目前对轮状病毒引起的秋季腹泻还没有特效的治疗药物，接种轮状病毒活疫苗是一种有效的预防手段。这种疫苗使用方便、安全、免疫效果良好。

防御机理: 口服疫苗可刺激机体产生对 A 群轮状病毒的免疫力，用于预防婴幼儿 A 群轮状病毒引起的腹泻。

保护人群: 主要为 3 个月~3 岁的婴幼儿

哪些孩子不适合口服轮状病毒活疫苗:

● 对该疫苗成分过敏者。

● 急性疾病期，严重慢性疾病或慢性疾病急性发作期有发热者。

● 应用免疫抑制剂治疗或者免疫功能缺陷者。

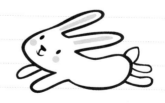

流 行 性 感 冒

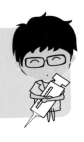

 什么是流行性感冒

流行性感冒秋冬交替高发，可引起爆发和全球大流行，可侵犯各类人群。儿童和老弱人群是流感高发人群，并容易出现肺炎等严重并发症。

流感是一种传播能力极强的传染性疾病，病程第 2~3 天的病人是主要传染源，主要通过呼吸道飞沫和密切接触传播。4~7 天潜伏后会出现发热、头痛、疲倦、干咳、喉痛、流涕和肌肉酸痛等不适症状。若患者为儿童，还会伴有恶心、呕吐、腹泻等症状。

 接种流感疫苗

世界卫生组织（WHO）每年都会对当年流感流行的菌株作出全球预测和推荐，用于指导各国制备流感疫苗。对于近几年流行的人禽流感病毒，也已经能够做到疫苗中。因此，当年流行季时接种流感疫苗会对当年流感流行有较好预防作用。WHO 和美国、中国疾病控制中心共同指出：流感疫苗是目前世界公认的预防季节性流感唯一且最为有效的措施，特别是对儿童而言，其保护效果可达到 80%~90%。

保护人群：大于 6 个月的儿童、青少年、成人和年老体弱人群。

以下孩子不适合接种流感疫苗：

- 对鸡蛋蛋白严重过敏，或对疫苗成分过敏者。
- 急性疾病或者急性感染有发热症状者。

重要提示：如果您仍然不清楚您的孩子是否可以接种流感疫苗，请务必在为孩子接种疫苗之前咨询医生。

何时接种流感疫苗最为合适？

为宝宝接种流感疫苗的最佳时间为 10 月、11 月。流感季节通常是指秋冬交替时节，而疫苗一般在九十月就开始上市了。所以，专家强烈建议：家长最好是在流感季节到来之前，即 10 月、11 月，带宝宝接种流感疫苗，从而使宝宝有足够的免疫力，以抵抗即将到来的流感。疫苗会在接种 2 周后起效。

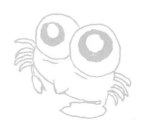

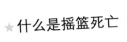

★ 什么是摇篮死亡

★ 摇篮死亡的预防措施

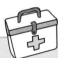

第七课

冬季多发的
摇篮死亡

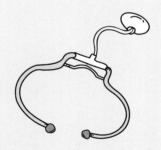

什么是摇篮死亡

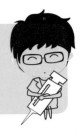

摇篮死亡又称"婴儿猝死综合征（SIDS）"，是指 1 个月~1 岁的婴儿，外表看似完全健康，却突然意外死亡，死后虽经尸检也未能确定其致死原因。

摇篮死亡常见于冬季，在婴儿处于睡眠状态时发生。多发人群一般为 4~16 周大的婴儿或体重较轻的男孩。

诱使此病发生的危险因素包括两方面：一方面诱因来自母亲，另一方面则是来自婴儿。

来自母亲的诱因

- 在孕期吸烟、酗酒、吸毒。
- 在孕期未得到良好照顾。
- 生育年龄小于 20 岁。

来自婴儿的诱因

- 早产儿或低出生体重儿（早产儿指胎龄小于 37 周的新生儿；低出生体重儿是出生体重小于 2.5 千克的新生儿）。
- 出生后即暴露于吸烟环境中。
- 床上用品或睡衣过厚而使婴儿过热。
- 俯卧位睡眠，俗称"趴着睡"。
- 患有感染、肺炎或对牛奶过敏的婴儿。

摇篮死亡的预防措施

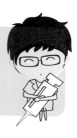

1 床要硬

为婴儿准备的褥垫应硬些，不可将婴儿置在柔弱的寝具上，如软枕头、水床、软羊皮等。避免蓬松的毛毯、羊毛围巾或毛绒玩具靠近婴儿，以防捂住婴儿口鼻，使其呼吸受阻。

2 被要薄

确保婴儿睡眠时不能过热。宝宝盖被子的覆盖位置不能超过宝宝的肩部，因为过热的睡眠环境会导致婴儿睡眠过深、不易唤醒，从而诱发摇篮死亡。

3 与父母分床不分屋

婴儿应有自己的婴儿床或摇篮，睡觉时与父母分床。但是，婴儿床或摇篮应放在父母的卧室中，使婴儿在睡觉时与父母分床不分屋。

4 保健、体检不可少

母亲在怀孕早期应全程接受正规的孕期保健。婴儿出生后，父母应确保宝宝可按时接受体检。

5 避免暴露在吸烟环境中

母亲在孕期切忌吸烟、酗酒。母亲如果在怀孕期间吸烟，婴儿出生后患摇篮死亡的危险性会比孕期不抽烟母亲所生婴儿的患病概率高出 3 倍。

婴儿在出生后，坚决不可暴露在被动吸烟的环境中，因为吸入的二手烟会影响婴儿中枢神经系统的健康发育，导致患摇篮死亡的概率增大。

6 提倡母乳喂养

专家建议，在条件允许的情况下，母亲尽量采用母乳喂养的方式哺育宝宝，因为母乳喂养可有效降低婴儿患感染的危险性，从而尽可能降低了摇篮死亡的发生率。

7 适当使用安抚奶嘴

有研究表明，使用安抚奶嘴的婴儿患摇篮死亡的概率要低于从未使用安抚奶嘴的婴儿的患病率。因此，婴儿的安抚奶嘴对降低摇篮死亡的发生率具有一定辅助作用。

8 采用正确的喂养方法与睡眠方式

对于有胃食道反流现象的婴儿，家长应先咨询医生，然后遵医嘱采用符合宝宝健康生长发育的喂养方法与睡眠方式，以便将摇篮死亡的患病率降到最低。

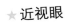

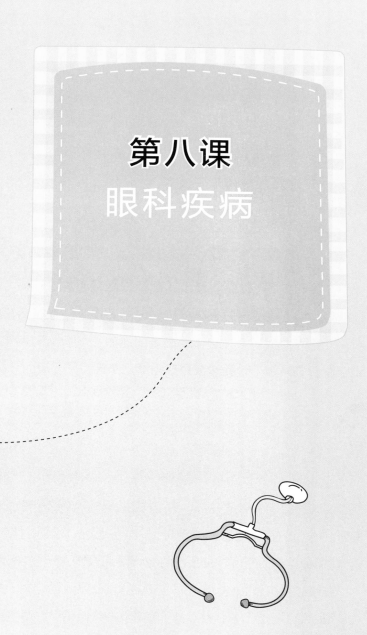

第八课

眼科疾病

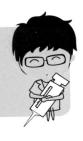

近 视 眼

孩子为什么会得近视眼

近视眼的发病与遗传和环境密切相关。有近视家族史的家庭成员，发生近视的概率比没有近视家族史的要高。如果父母一方或者双方都是近视眼，那么孩子患近视眼的机会就会高得多，且在幼儿期间就可能发病。近视的发生又受后天环境因素的影响，包括照明不佳、不良的阅读和工作习惯，如长时间阅读和近距离工作等。

孩子得了近视眼怎么办

通常医生会建议为孩子进行散瞳验光，以确定为是"真性"近视还是"假性"近视。散瞳其实并不可怕，只是将一种透明的药膏轻轻点在孩子眼睑里面，孩子没有明显不舒服的感觉。假性近视是由于眼睛过度调节引起的，经过休息和适当的治疗可以恢复正常；而真性近视则可能需要配戴眼镜了。

眼镜必须在医生的指导下才能正确配戴，否则会加快近视加深的速度，孩子眼睛的不适会加重，并且孩子容易养成一些错误的读写姿势，影响身体的发育。近视眼严重的孩子视物模糊，走路玩耍容易磕碰，甚至受到伤害。因此，验光配镜一定要到正规的医院，并且在医生指导下正确戴镜。

为孩子配制眼镜也要讲究科学，首先镜架大小、瞳距要合适，质地柔软轻巧无害，要适合孩子稚嫩的皮肤。由于孩子的眼睛还在发育当中，近视的程度随着生长发育还在变化，因此每过半年至一年就需要重新检查，以及时调整眼镜的度数，就像孩子需要更换衣服鞋帽的道理一样。

要特别提醒父母，为了让孩子拥有一双健康的眼睛，平时应多在意孩子的行为，注意如下细节：

- 孩子连续看书、写字的时间不宜过长（一般不超过半小时）。

- 看书画画时应将孩子安置在光源的右侧，使光线来自于左前上方。

- 用灯泡（管）要加罩合适的灯罩，以避免眩光。

- 不要在走路、乘车和躺着的时候看书。

- 给孩子使用的桌椅要高矮合适、协调，应随孩子的生长而不断进行调整。

- 看电视时，室内最好亮一盏灯。孩子与电视屏幕的距离，应是电视机尺寸的5倍（一般在3米以上），并要注意电视画面的亮度、对比度要适中，不要连续较长时间地让孩子看电视。更不能让孩子长时间玩游戏机或电脑游戏。

- 保证每天适量的户外活动，认真做好眼保健操，并定期给孩子检查视力，一旦发现异常，应尽早就医诊治。

- 均衡的饮食更是维持健康的不二法则，应让孩子摄取各项营养，不挑食。

贴心小纸条

孩子如果患了真性近视，需要尽快就医，需要的话就让孩子戴近视眼镜，使孩子的一些不正常的习惯和姿势很快得到纠正。孩子借助眼镜，会重新获得明亮清晰的美丽世界，健康成长。

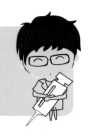

结　膜　炎

假如宝宝眼睛发红或是有很多分泌物，宝宝总是用手揉眼睛或者挤眼睛，可能是患上了结膜炎。

什么是结膜炎

结膜炎通常有 3 种类型：

感染性结膜炎：眼结膜因为感染细菌、病毒、衣原体等而导致发炎。小宝宝感染性结膜炎非常常见，约占儿童眼部疾患的 35%。

刺激性结膜炎：由于刺激物进入眼睛导致眼睛发红，如果宝宝因为感到眼部不适而不停地揉眼睛的话，则可能使症状加重。

过敏性结膜炎：由于宝宝接触过敏原从而激起免疫系统的变态反应，引发过敏性结膜炎。患儿通常眼睛肿胀、发痒。

新生儿也会得结膜炎吗

新生儿结膜炎大多是感染性结膜炎，可能与产道感染、宫内羊水感染等有关系。表现为眼睑肿胀，眼睛发红、水肿，同时伴有黄白色脓性分泌物。

新生儿易患感染性结膜炎的原因：

● 新生儿免疫力低下，对病菌的抵抗力很弱，易受到细菌感染。

●新生儿泪腺尚未发育完善，眼泪较少，不易将侵入的病菌冲洗掉，致使病菌在眼部繁殖导致结膜炎。

●宝宝出生时，头部要经过妈妈的子宫颈和阴道，眼部很容易因这些部位有病菌污染而被感染。如果妈妈阴道的衣原体检查为阳性，从阴道分娩的宝宝70%都可能被感染，其中18%～50%会出现"新生儿衣原体结膜炎"。

 ## 结膜炎的预防和护理

父母要引导宝宝养成良好的卫生习惯，做到饭前、便后洗手；给宝宝勤剪指甲，不要让他用手揉眼睛，不用别人的手帕、毛巾；用流动水洗脸；为宝宝准备单独的卧具和洗漱用品；对宝宝的玩具、餐具要定期蒸煮消毒，不要让宝宝总是抱着毛绒玩具接触眼睛。

如果宝宝眼部的有黏性分泌物覆盖，妈妈最好用消毒棉签蘸抗生素眼药水轻轻蘸去，注意宝宝皮肤稚嫩，不要擦破。给宝宝擦拭眼睛的时候要做到从里向外擦。因为感染性结膜炎传染性很强，因此擦拭过宝宝眼睛的棉签，妈妈要及时丢弃。不要用同一只棉签擦两只眼睛。为宝宝清洗眼睛后，妈妈也要注意认真洗手，并一定要注意不要在接触宝宝眼睛后再接触自己的眼睛，以免也被传染。

感染性结膜炎通过抗感染治疗都会有好转；过敏性结膜炎通过脱离过敏原和抗过敏治疗一般也能够痊愈；刺激性结膜炎只要把刺激因素消除或改善，宝宝的眼睛也能够逐渐复原。原则上不会对视力造成影响，但如果结膜炎控制不佳，感染到角膜之后症状会加剧，宝宝不仅会畏光、哭闹，而且如果不能很好根治，可能会影响视力。所以，宝宝眼部不适加重的时候，家长一定要带宝宝及时就诊，予以对症治疗，以免耽误宝宝的病情。

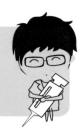

红 眼 病

什么是"红眼病"

"红眼病"是急性卡他性结膜炎的俗称，是一种急性传染性结膜炎，传染性很强，潜伏期短。根据不同的致病原因，可分为细菌性结膜炎和病毒性结膜炎两类。该病全年均可发生，但由于春季万物复苏，细菌、病毒滋生，红眼病开始流行。夏秋季节，因天气炎热，细菌容易生长繁殖，容易爆发大流行。

红眼病通过接触传染，如患者用过的毛巾、洗脸用具、水龙头、门把、游泳池的水、公用的玩具等都属于传染源，常在幼儿园、学校、医院等公共场所广泛传播。孩子因为生性活泼好动，且自身抵抗力弱，属易感人群，如不注意预防，很容易染上红眼病，往往一个宝宝染病很快会蔓延整个幼儿园或学校。

红眼病发病急，一般在感染细菌 1~2 天内开始发病，且多是双眼先后发病。患病早期，患儿感到双眼发烫、烧灼，自觉眼睛磨痛，像进入沙子般地滚痛难忍，紧接着眼皮红肿、分泌物多。由于宝宝的抵抗力弱，患儿得病后的一天甚至几个小时内，病情会迅速加重，出现畏光、流泪、异物感。患儿早晨起床时，眼皮常被分泌物粘住，不易睁开。少数患儿会伴有角膜的感染而影响视力。

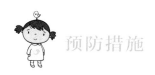

预防措施

红眼病预防是关键，应从以下 4 方面着手：

1 注意卫生

注意宝宝个人卫生尤其是手的卫生，增强爱眼、护眼意识。从小就要让宝宝养成勤洗手、不共用毛巾脸盆等个人生活用品的卫生习惯，流行季节尽量少去公共场所。从学校、幼儿园等公共场所回到家一定要先洗手，少揉眼睛。注意要用流动的水洗手。

2 切断传染源

如果周围有小朋友或者家长患上"红眼病"，一定要注意隔离，不与患儿共用毛巾等洗浴用品，患儿用过的脸盆、毛巾一定要煮沸消毒。一旦与患儿接触后必须洗手消毒。

3 场所限制

尽量不要带宝宝去人口密集的公共场所，或减少去公共场所的次数与时间，回来后一定要让宝宝洗净手。

4 提高抵抗力

保证宝宝睡眠充足，坚持适量的户外运动，以增强免疫力。另外，多给宝宝吃蔬菜、水果，多喝水，饮食易清淡。

1. 坚持彻底治疗

宝宝患病期间以及病后 7~10 天内，应尽量居家治疗休息，减少外出活动。 当病症控制后，仍需点眼药水 1 周左右，以利彻底痊愈。

2. 注意消毒

患病宝宝接触过的物品应进行消毒（擦拭、煮沸、开水浇烫或暴晒），洗漱用品要严格做到与其他家庭成员分开，不能混用，避免交叉污染。 家长如接触了宝宝使用过的物品，应充分清洁或消毒手部。

3. 防止双眼相互传染

当宝宝一只眼发病而另一只眼尚未感染时，应防止健眼被污染。 对患眼滴眼药时，应偏向患侧，睡觉时也应如此，以防分泌物流入健眼，受到传染。

4. 加强管理

发生疾病流行时，学校和幼儿园等机构要强化晨检制度，一旦发现患病的孩子，应要求患儿居家治疗休息。

5. 避免其他病症来扰

宝宝患病期间家长要密切注意其全身状况，尤其要避免宝宝出现感冒、发热等其他全身不适，以免造成病程迁延不愈。

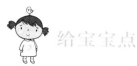

红眼病的治疗，局部用药起到了决定性的作用，能否合理充分地用药，对治疗关系重大。在门诊很多患儿父母普遍反映最为头疼的就是给患病的宝宝点眼药，由于绝大多数宝宝对于点眼药存在恐惧以及抗拒，给点眼药造成了很大的困扰。如果不能合理解决这个问题，会极大程度影响疾病的治疗。下面介绍一些必要的注意事项，希望能够帮助家长解决这个难题。

● 家长给宝宝眼睛上药前后要洗手。家长把双手洗净，轻轻把宝宝的下眼睑扒开一点，沿着眼睑点一滴眼药水或者挤出一小段药膏。点完了之后，让宝宝闭上眼睛转转眼珠，眼药就可以充分地在眼睛里面散布了。如果宝宝哭闹或者点药之后反复揉眼睛，拒绝点药，家长可以选择在宝宝安静入睡之后再点药，否则起不到治疗的作用。

● 当宝宝一只眼患红眼病，另一只眼尚未感染或者感染较轻时，应注意要让宝宝偏着头点药，不要让患病眼睛的眼泪或者药水流到相对健康的眼睛里面去，应防止健眼也受传染。

● 给宝宝点眼药的时候绝不要和别人共用同一瓶药，也不要把以前用过的药水和药膏再拿来使用。宝宝的眼药水和药膏，打开瓶封1个月后就不要再使用了。

● 点药的时候，注意药水的瓶盖不要接触到宝宝的眼睛和睫毛，以免污染了整瓶的眼药，造成继发感染。另外，即使看起来宝宝的症状都消失了，还是要在医生指定的疗程内一直用药到1周左右，以免感染复发。

● 如果宝宝同时使用两种或者两种以上眼药的时候，注意两种眼药之间最好间隔5~10分钟，以利于每种药物在眼睛里面能充分发挥作用。

●若患眼分泌物较多时，可用适当的冲洗剂（如生理盐水）冲洗结膜囊，每天2~3次，并用消毒棉签擦净睑缘。严禁用湿毛巾或者纸巾反复擦拭分泌物，以免造成反复感染。

 饮食该注意些什么

宜食的：凡是寒性与清热解毒性能的食物都有消炎作用，如荸荠、鲜藕、柿子、甘蔗、香蕉、西瓜、茶叶、蚌肉、螺蛳、马兰头、枸杞叶、慈姑、茭白、冬瓜、苦瓜、丝瓜、绿豆等均起辅助治疗作用；也可用菊花泡茶当作饮料，可起到清热解毒的作用。

忌食的：温热辛辣性食物与发物，如葱、韭菜、大蒜、辣椒、羊肉、狗肉、生姜等辛辣、热性、刺激性食物。带鱼、黄鱼、鳗鱼、虾、蟹、猪头、鸡头、芥菜等发物也不宜进食。

眼 外 伤

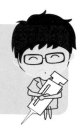

　　儿童由于缺乏生活经验，对可能触发的伤害认识不足，自我保护及躲避伤害的意识和能力差，因此，儿童较成年人更易发生眼外伤。在实际生活中，儿童眼外伤常常是在意外情况下发生的，一旦发生，往往会让身边的家长或其他人措手不及。如果家长能够加强保护意识、做好预防措施，大部分常见的眼外伤都是可以避免的。

 ## 引起儿童眼外伤的原因

　　● 1~3 岁幼儿由于刚学会行走而步履蹒跚，容易跌倒，碰到桌椅的棱角、地面的凸起物可能会撞伤眼睛，若碰到高湿物体则可造成眼睛的热烧伤。

　　● 3 岁以后的儿童活泼好动、好奇心强，喜欢玩棍棒、弹弓、仿真枪、激光枪等玩具，这些玩具有可能造成眼睛的钝挫伤、刺伤或视网膜损伤；再稍大一点的儿童喜欢燃放烟花爆竹，所以在节假日由烟花爆竹引起的眼睛爆炸伤经常发生。

　　● 拳击伤和石块打伤则常发生在儿童互相打闹时；儿童在使用刀、剪、锥、笔等工具不慎时可扎伤眼睛。

　　● 儿童在接触石灰、水泥、酒精等化学物品时容易误入眼内造成化学烧伤。

　　对于小一点儿的孩子，父母应该视孩子的高度来放置家里的物品，将所有具危险性的物品放置在高处或移走；家具的摆设应尽量避免妨碍孩子学习行走；留意家具中尖锐的角，在桌子和家具的边角包上软垫，或者选购桌角是圆形的家具，以防孩子碰撞。刚开始学会走路的孩子很容易出现危险，父母需要在环境安全上多注意。大一点儿的孩子，父母要加强对孩子的安全教育，让孩子知道哪些行为是危险的，是不能去做的。同时，父母也要加强安全意识，多注意细节，最大程度避免意外的发生。寒假和春节假期临近，家长应当注意不要让孩子燃放烟花爆竹；观看燃放烟花爆竹时，要保持安全距离，必要时让孩子佩戴防目镜。

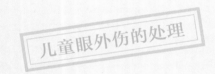

儿童眼外伤的处理

如果孩子眼睛受伤，需要注意以下几点：

● 父母首先要安抚孩子的情绪，尽量不要让孩子哭闹。

● 冷静判断孩子眼睛受伤的情况，根据受伤的部位、性质和程度给予相应的处理。

● 很多孩子都是因为家长大意而失去了最佳的诊疗时机。 这里要提醒父母，有时视网膜脱落、眼睛内出血等，从外观上是看不出来的。 一旦孩子眼睛受伤，父母绝不能只凭眼睛外观来判断是否有事。

● 孩子眼睛外伤最重要的并不是伤口大小，而是视力是否正常，但这时候孩子可能无法清楚表达视力状况。 所以，不管是哪种意外伤害，在做完紧急处理后，父母最好还是带孩子去医院，由眼科医生进行详细检查。

● 带孩子去医院诊治，切记就近求医，不要在路途中耽误大量时间，耽误最佳救治机会。

● 在去医院的途中，尽量不让孩子的面部特别是眼球转动，走路时应当尽量慢慢地走。

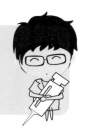

了解全麻真相

为什么一个小小的眼科手术竟然要求宝宝全麻？真的有全身麻醉的必要吗？全麻下治疗眼病与门诊治疗有什么区别吗？抛开眼科手术，单纯就全麻而言，全麻安全吗？全麻会不会损伤宝宝的大脑？麻醉前后，妈妈可以做些什么，要怎么护理宝宝呢？

全麻下治疗睑板腺囊肿

不是所有患有睑板腺囊肿的宝宝都需要在全麻下治疗，有些情况的睑板腺囊肿是可以在门诊治疗的。需要全麻下治疗睑板腺囊肿的情况有：

- 睑板腺囊肿数量 2 料以上的宝宝，囊皮硬且不易剥离。
- 瘢痕体质的宝宝。
- 有皮肤破溃倾向的宝宝。
- 皮肤已经出现破溃的宝宝，需要做皮肤修复。这 4 类的宝宝是有必要在全麻下治疗睑板腺囊肿的。

在门诊治疗时，会由护士固定住宝宝的头部，避免因宝宝哭闹乱动而影响手术的进度与效果，但这可能会在患儿心理造成某些负面影响；而在全麻下治疗时，患儿完全处于安静状态，没有了宝宝的哭闹与乱动，手术自然也会进行得更加顺利安全，手术的效果也会更好一些。最重要的是在手术结束后，宝宝醒来时不会在心里留下任何阴影。

表 2 全麻下治疗睑板腺囊肿与门诊治疗的区别

	全麻下治疗	门诊治疗
睑板腺囊肿数量	2 粒以上	1~2 粒
手术时间	全程 30 分钟~1 小时	10 分钟
患儿反应	术中无痛苦，术后无心理阴影	术中哭闹，术后可能会有心理影响
清醒时间	5 分钟左右（这也取决于患儿对麻药的敏感程度）	全程清醒
离院时间	需留观至少 2 小时	手术后半个小时可立即离院
术后恢复	术后第 2 天来院由医生拆敷料，1 周内宝宝患处不可碰脏水，1 周后拆线	

在为患儿进行全麻之前，医生会对宝宝进行一系列的全身健康情况检查与评价，并由内科医生、眼科医生和专业的麻醉师共同评估宝宝是否能够安全进行全麻下治疗。这些检查除了门诊的常规检查外，还会有血常规检查、甲肝检查、乙肝检查、凝血检查、内科查体等。

除了检查周密详尽之外，麻醉药物、麻醉技术与麻醉师的经验也是保证宝宝在全麻下安全手术的关键。针对于儿童的安全全麻最好是：

● **麻醉药物**：应选择那种麻醉浅、清醒快的麻醉药物。

● **麻醉方式**：选择对宝宝刺激小的、无痛的吸入式麻醉。

● **麻醉师**：最好能够是资深麻醉师，有着几十年丰富的麻醉工作经验；麻醉师除了实施麻醉以外，手术中还要对患儿的全身情况进行全程密切监护，以及全程心电监护。

全麻 Q&A

除了全麻下治疗睑板腺囊肿外，一些小的外科手术，像是龋齿治疗、包皮环切手术也都是要在全麻下进行的。家长们往往会困惑于：为什么一个小小的外科手术要在全麻下进行？麻醉前后，在护理宝宝时有什么特别注意……面对家长各种各样的关于麻醉的问题，专业的麻醉师为您一一解答。

 一些小小的外科手术，有必要全身麻醉吗？

 麻醉师 A：随着现代医学的发展，人文关怀越来越受到广泛的重视，倡导让孩子在不受任何痛苦的基础上接受治疗。随着全身麻醉技术的发展，安全性、操作性和可控性都达到了很高的程度。在儿科手术中的应用越来越广泛。局部麻醉虽然可以保证宝宝不受疼痛之苦，但由于宝宝处于意识清醒状态，在手术过程中可能会被缝针、流血等恐怖的手术场面吓到，留下心理阴影；也可能因为挣扎哭闹，影响医生手术时的操作，所以局麻在儿童的外科手术中已经较少被使用了。

Q 全麻会不会有危险呢？会伤害宝宝的大脑吗？

 A 麻醉师 A：任何麻醉，包括外科手术本身都不能保证百分之百的安全。 但随着现代医学的发展，麻醉出现事故的概率已经很小，甚至比出交通事故的风险还要低很多。 尤其是对于没有严重疾病（比如较严重的呼吸系统疾病、循环系统疾病、神经系统疾病等），身体状态很好，只是因为轻微外伤、腱鞘炎、睑板腺囊肿等局部的小病症而进行手术的宝宝来说，只要妈妈配合医生给宝宝做好必要的术前检查，一般情况下，麻醉都不会给宝宝身体和大脑带来伤害。 另外，宝宝相对于成人和老人生命力更旺盛，对麻药的耐受性比较强，这也最大限度地降低了宝宝在麻醉中出现危险的概率。

 Q 宝宝多大可以接受麻醉？

A 麻醉师 A：从理论上讲，宝宝从出生就可以接受麻醉。 麻醉师会根据宝宝体重、手术时长等多方面的因素进行精确的计算，在保证宝宝安全的基础上，选择最合理的麻醉药物剂量。 在麻醉过程中，有专门的精密仪器按照设定的麻药量完成给药，并有各种仪器全程监测宝宝的心跳、血压、呼吸等各项生命体征，以便麻醉师参考，随时调整给药量，最大限度保证宝宝的安全。

医生会采取什么方式给宝宝进行麻醉?

 麻醉师 A：在全麻的手术中，麻醉师通常采用吸入和静脉注射的麻醉方式。 考虑到宝宝害怕打针的特点，医生会更倾向于选择无痛的、对宝宝刺激小的吸入麻醉方式。 吸入性麻醉起效非常快，宝宝吸入麻醉药品后，一般 1 分钟之内就会睡着。 有些妈妈进行过剖宫产或无痛分娩手术，认为给宝宝麻醉也会采取脊柱硬膜外麻醉的方法，担心在脊柱附近扎针会对宝宝脊柱造成伤害。 事实上，这种担心是没有必要的。 因为脊柱硬膜外麻醉是局部麻醉的一种方式，现在已经很少在给宝宝的麻醉中应用了。

 宝宝麻醉后多久能够醒来?

 麻醉师 A：得益于麻醉药品的升级换代，现在医生对麻醉过程的可控性达到了很高的程度。 一般情况下，手术结束，停止麻醉给药后，宝宝在半小时内就能醒来。 基本上，在宝宝被推出手术室时，通常已经是处于清醒状态了。 当然，在麻药刚刚停药后的一个阶段，宝宝可能因为药物作用而出现躁动、哭闹等问题，这是正常的反应，一段时间以后，宝宝就会恢复正常了，妈妈不用担心。

麻醉前后宝宝的护理

术前术后的护理涉及很多方面的问题。疾病本身和对手术伤口的护理，妈妈需要咨询相关的儿科和外科医生。下面提到的只是针对麻醉本身的特别护理注意。

●认真配合医生给宝宝进行相关的术前检查。因为如果宝宝有比较严重的内科疾病，比如低钙、佝偻病、肝功能或肾功能异常等疾病，可能会导致麻醉过程中出现危险。

●预防感冒，保持身体健康。如果宝宝正在感冒或上呼吸道感染，也可能会给麻醉带来风险，因此也建议在痊愈后再进行手术。

●术前和术后的禁食禁水。在手术前，妈妈需要保证宝宝处于空腹状态，做到术前 4~6 个小时内不吃任何食物，不喝水和饮料。哺乳期的小宝宝不喝母乳和配方奶。这是因为，在麻醉过程中机体会经历一个兴奋期，在这个兴奋期中，机体的机能会处于兴奋状态，胃部可能出现痉挛。如果胃部不是空的，一旦痉挛，食物可能逆行进入气管和肺部，导致窒息等严重的问题。

●术后 3 小时后方可进食。如果不是消化系统的手术，宝宝在恢复清醒后，如果一般情况良好，身体各项机能也没有异常，就可以少量进食了。但是，鉴于安全考虑，麻醉师会建议妈妈至少在宝宝术后 3 小时后才能让宝宝吃东西。

第九课

牙科疾病

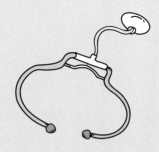

非龋齿导致的牙痛

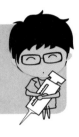

一提到宝宝牙痛，妈妈们会自然想到宝宝是不是有虫牙了，也就是医学上说的龋齿，但有些时候宝宝牙痛并非是龋齿引起的。除了龋齿，还有哪些情况会引起宝宝牙痛呢？都有哪些症状呢？遇到这些情况父母又该如何处理？

疱疹性口炎

牙齿无龋洞、多处牙龈红肿，牙龈乳头尤为严重，触之易出血。这是典型的疱疹性口炎的表现，是由于感染疱疹性病毒引起的。发病往往在发热后，好发于唇红部及邻近口周皮肤和口腔黏膜。除上述临床表现外，有时口腔黏膜和舌表面会出现小水疱或溃疡。宝宝发病常因拒食啼哭才被发现。

专家建议

婴幼儿一旦出现疱疹性口炎，居家护理尤为重要。这种情况下，首先可以给宝宝服用一些抗病毒的药物；同时还要保持口腔清洁，勤喂水，禁用刺激性药物和食物。饮食以微温或凉的流质或半流质为宜，以减少刺激。如果条件允许，可寻求专业儿童口腔医生的帮助，在专业的指导下进行口腔局部清洁、用药，以利于创面较快的愈合，减少痛苦程度。

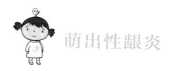

萌出性龈炎

患儿全口乳牙无龋齿，右第一恒磨牙萌出 2/3，冠周牙龈红肿，探诊易出血，龈瓣红肿并覆盖牙咬合面。这是萌出性牙龈炎，多由于牙龈未完整退却，牙龈边缘与牙齿的间隙容易存食物残渣，萌出时牙龈不适，孩子用手指经常触摸患处或咬嚼而致牙龈黏膜损伤所致。严重时可引发冠周炎和冠周脓肿。

专家建议

宝宝患萌出性牙龈炎时应改善口腔卫生，局部冲洗，涂碘甘油等外用药。平时家长要注意宝宝的行为，对不正确和有害的行为要及时制止和教育。另外，家长也要按时给宝宝更换牙刷，以每 1~3 个月换一个为宜。宝宝牙刷经过长时间的使用，会在表面积聚大量的病菌，病菌很容易造成牙龈擦伤处出现发炎症状，而且刷毛卷曲也很容易擦伤牙龈。

牙龈乳头红肿

右上第一、二乳磨牙之间有食物嵌塞，牙龈乳头红肿，牙齿邻面未见龋洞。这是由于食物嵌塞所引起的局限性牙龈炎。由于颌骨发育接触紧密，两牙之间出现缝隙，容易食物嵌塞，长此下去两邻牙容易形成龋洞。

专家建议

应解除嵌塞原因，去除嵌塞食物，可以局部用些口腔专用消炎药，症状会较快好转。除此之外，妈妈也要给宝宝养成早晚刷牙、饭后漱口等良好的口腔卫生习惯；要学会用牙线去除嵌塞食物。宝宝太小时家长可以帮忙。

掌握正确的刷牙方法也是有效预防局限性牙龈炎的好方法。首先将牙刷放在牙齿的牙龈部位，先横刷，再按照上牙往下刷，下牙往上刷的方法刷牙，每次按照一定顺序，如从左到右，刷完牙齿外侧，再刷内侧，最后刷牙齿的咀嚼面。宝宝每个面的牙齿需要刷8~10次，刷完全部牙齿需要2分钟左右。

以上3个都是典型的非牙源性疼痛的例子。与成年人相比，宝宝的牙龈血管丰富、色红、松软，容易受外伤刺激或细菌感染而发炎，加上宝宝不能明确说出是牙痛还是牙龈引起的疼痛，容易让家长误以为是虫牙。宝宝如能注意口腔卫生，保持口腔清洁，会大大减少发病的概率；同时家长也要定期带宝宝到儿童口腔科做口腔检查，从专业角度来测评一下宝宝牙齿发育及健康情况，从而做到早发现、早治疗，防止牙齿疾病的恶化。

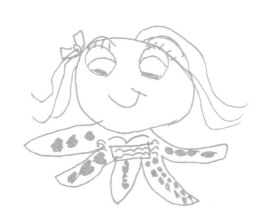

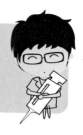

咬牙合问题

当宝宝有了全口乳牙后，除了龋齿，妈妈们最关心的，也是最易发现的牙齿疾患便是咬牙合问题了。咬牙合是指在正常状态下，上、下牙闭合时，上下齿列的相互位置关系。当上下齿列的相互位置关系出现偏差时，便存在咬牙合问题，比如上牙合乳前牙咬在了下颌乳前牙的里侧，形成反牙合，也就是我们俗称的"地包天"或"兜齿"。

有些错牙合（即咬牙合问题）是因宝宝某些口腔不良习惯而引起的。若家长能够及时发现，帮助宝宝尽早改掉这些口腔的不良习惯，便可防止严重错牙合的发生。

若宝宝已患有严重错牙合，即使是乳牙，为了不影响恒牙的萌出，避免或阻止宝宝在恒牙期出现严重错牙合或颌骨畸形，家长应在宝宝的乳牙列和混合牙列期时，对宝宝进行咬牙合诱导和正畸治疗。

造成错牙合的口腔不良习惯

1 吮吸习惯

几乎所有婴儿都有不同程度的吮咬习惯，特别是 6 个月~2 岁的宝宝，常常在哺乳时间外或睡眠时，会出现吮吸手指、吮颊、吮唇等吮咬习惯。若家长发现宝宝有吮咬习惯，只需定期观察宝宝的举止即可，不必强加阻止。随着年龄增长，多数宝宝的吮咬习惯会逐渐减少，直至终止。

宝宝的吮咬习惯顽固，并已持续到恒牙开始萌出时，便可能引起牙列与骨骼改变，这时家长应予以重视。必要时，应采取一些特殊的矫治方法来防治牙列发育异常。

防治方法

吮咬习惯是需要家长和宝宝积极配合的，以耐心说服和心理治疗为主。若家长表现出过分不安并责备和惩罚宝宝，反而会增加他的紧张情绪，从而加重不良习惯的发生。最初，家长可在宝宝的吮吸部位，如手指或唇部，涂上小檗碱等苦味药水，或将手指戴上指套，以阻断其条件反射性吸吮。若宝宝愿意终止吮咬习惯，但又不能自控时，家长可以给宝宝戴用一种正畸装置——提醒器来帮助矫治。

2 异常吞咽和吐舌习惯

吐舌、异常吞咽和本能型吞咽（也称作婴儿型吞咽），宝宝的这些不良口腔习惯会引起开牙合、切牙前突（尤其是上颌切牙，也就是我们常说的"天包地"）以及口齿不清（即我们俗称的"大舌头"）。

防治方法

当家长发现孩子有这些不良习惯时，应教导孩子正确的吞咽方法，改正不良吞咽和吐舌习惯。必要时可在医生的帮助下训练，或戴入矫治器，来破除宝宝吐舌和异常吞咽的习惯。

3 口呼吸习惯

宝宝形成口呼吸习惯的原因主要是由于慢性鼻炎、鼻窦炎和鼻甲肥大、扁桃体肿大等疾病，造成其鼻呼吸道阻塞而形成的。

口腔异常表现为上颌缩窄、后牙反牙合、前牙开唇露齿、上前牙深覆盖等症状。

防治方法

治疗引起口呼吸习惯的呼吸道疾病；指导宝宝进行唇肌训练；必要时配合使用前庭盾；有严重畸形的须正畸矫治。

4 偏侧咀嚼

导致偏侧咀嚼的原因主要是宝宝口腔内一侧有牙齿龋坏，多数情况下，还伴有牙髓及根尖周疾患，所以咀嚼时会引起疼痛，造成宝宝习惯性用未患口腔疾病的一侧咀嚼。此外，宝宝乳牙早失，造成一侧没有能够用于咀嚼的牙齿，也会引起宝宝偏侧咀嚼。长此以往患儿可能出现面部左右不对称、下颌偏向一侧、中线偏斜，甚至形成单侧反牙合。

防治方法

治疗患病牙齿，教育患儿主动使用废用侧进行咀嚼，逐渐形成双侧咀嚼。

贴心小纸条

对于乳牙早失的宝宝，对早失的乳磨牙及时制作功能性间隙保持器。

错牙合的正畸治疗

为预防或阻止孩子在恒牙期出现严重错牙合或颌骨畸形，家长应在宝宝的乳牙列和混合牙列期，对宝宝进行咬牙合诱导和正畸治疗。

1 乳前牙反牙合（俗称"地包天"）

地包天是指前牙反牙合。在牙齿萌出初期，若宝宝出现轻微反牙合症状，可以用舌板咬撬法在短时间内消除其反牙合，但如果是多颗牙反牙合且较深，便需要根据宝宝的情况戴活动或固定矫正器来纠正反牙合。如果儿童能配合坚持戴，数周内可解除反牙合关系。乳前牙的反牙合最好是在 3.5~4.5 岁时矫正。当乳牙根出现生理性吸收时，不适合正畸治疗，只有等到乳牙替换完时再行矫正。

2 间隙保持

有的宝宝乳牙过早缺失，造成两侧的牙会向缺牙处倾斜或移动，从而使继生恒牙萌出受阻。这时需给宝宝戴间隙保持器来保持其乳牙间隙不变。根据单颗牙还是多颗牙缺失，选用固定或活动式间隙保持器。乳牙早失使恒牙过早萌出时，要制作阻萌装置防止恒牙根未完全形成就萌出。

3 纠正萌出异常

对萌出受阻或异位萌出的第一恒磨牙，可用分离弹簧或调整乳磨牙的方法使其移动到正常位置。由于额外牙的存在，使恒牙萌出受阻，应及早手术拔出额外牙。对不能正常萌出的恒牙，应手术开窗，用正畸的方法牵引出受阻牙齿。

总之，乳牙列和混合牙列期的早期正畸治疗，可及时纠正宝宝因坏习惯造成的咬牙合不良，从而防止其恒牙期出现严重的错牙合畸形。

不要错过正畸治疗的最佳时期

很多家长错误地认为正畸的目的仅仅是治疗孩子牙齿排列的不整齐。其实，正畸还能矫正儿童不正确的咬合关系—错合牙（上下牙接触的方式不正常），从而改善孩子的咀嚼功能和牙齿的清洁效果，使孩子的笑容更美丽。大多数不正咬合是非常轻微的，不需要治疗。只有在情况严重时才需要进行正畸或口腔外科的治疗。

在儿童成长发育过程中可能发现一些咬合不正常的早期迹象，如上颌或下颌长得太大或不足、过宽或过窄、牙齿严重拥挤、有手指或舌的不良习惯等。如果能早期发现并及时采取措施，常常能避免或减少将来正畸治疗的需要。关于矫治的最佳年龄，还需根据儿童的牙齿错牙合类型而定，一般分三个阶段：

第一阶段：

乳牙列期——早期或阻断性治疗（2～6岁）。在这样小的年龄，我们常注意到乳牙反牙合（地包天），乳牙早失引起的牙间隙缩小和口腔不良习惯（吸吮食指或拇指、咬嘴唇、吐舌头、口呼吸等）引起的错牙合。在这一时期应尽早改掉口腔不良习惯来预防或阻止严重错颌或颌骨畸形的发生。如果患儿可以配合，配戴某些治疗的特殊装置可以帮助改掉这些不良习惯并诱导上下颌达到理想的咬合关系。这一时期因为儿童生长很快，治疗往往非常成功，能节省很多时间和将来正畸治疗的花费。

第二阶段：

混合牙列期（6～12岁）。随着恒前牙（成人牙）和第6恒磨牙的萌出，治疗着重于纠正不正的咬合关系，如深覆牙合（上牙过度包下牙）、反牙合（地包天）、开牙合（前牙不能闭拢）和牙齿拥挤、额外牙等引起的牙列不齐。这一阶段是治疗的最佳时期。因为儿童的软硬组织对正畸和口腔外科的治疗反应非常好，通常当大部分恒牙萌出后才开始第二阶段的治疗，大约需要戴全口牙套18个月左右。

第三阶段：

恒牙列期——成人牙列。这一阶段决定恒牙发育的最终咬合关系。有一少部分病人患有严重的咬合紊乱和骨骼的畸形。仅采用以上正畸的治疗方法并不能帮助他们达到正确的咬合关系。要达到理想的结果，这些病人常需要做颌骨（整形外科）手术来配合正畸治疗。这种外科手术通常在儿童发育结束（18岁）后才能进行。

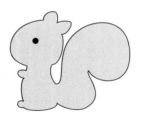

全麻下治疗龋齿并不可怕

当宝宝有一些龋坏的牙齿，而宝宝由于年纪小，不能配合门诊的牙科治疗时，牙科医生通常会建议选择全麻下治疗龋齿。然而这时大多数家长的反应是："不就是几颗坏牙吗？反正还会换掉的。"所以他们宁愿拖延治疗时间，直到宝宝牙痛发作，并且牙龈或脸上肿起大包时，才不得不再来就医。这不仅耽误了最佳治疗时期，还使宝宝遭受了不必要的痛苦。

全麻是通过药物作用让患者在无意识状态下完成治疗的过程。患者不会感觉到任何疼痛。因为患者不能正常自主呼吸，所以要做气管插管来配合复杂和长时间的治疗。这样就能够保证呼吸通畅，防止异物吸入气道或肺部，使手术操作过程更加安全。因此，全身麻醉要在有严格管理和抢救设施的手术室进行。

全麻治疗需要时间较长，对医生的经验和技术要求较高。由于没有宝宝的哭闹反应，全麻治疗牙齿不仅效果好，对患儿身心也不会造成不良影响，还可减少就诊次数和家长的精神负担。家长们最关心的是全麻是否会影响大脑。全麻通常是很安全的，并不会损伤大脑。全麻的主要风险是个别患者对麻醉剂的反应。如果麻醉师有丰富的经验加上完备的抢救设施，家长就可以完全放心。

全麻治疗龋病的对象是有严格筛选标准的。要根据患者的年龄，龋坏牙齿的数量和程度，与牙科医生的合作程度，以及其身心健康状况来决定。最适应的人群是：

• 年龄 4 岁以下，有 5~6 颗以上龋坏的牙齿，其中有重度龋齿或需要根管治疗的牙齿。

• 4~12 岁儿童具有极度恐惧、精神障碍、无自理能力，不能配合医生治疗的，并有多颗需复杂治疗的龋齿。

• 各个年龄段的自闭症患儿、脑瘫患儿等。

在进行全麻治疗龋齿之前，医生将对患儿全身健康状况进行评价，了解其详尽内科和口腔科病史，并进行彻底口腔检查。因此，患儿会接受包括血象在内的术前检查。医生会详细告知家长全麻治疗的风险、注意事项和记录病例。最后由家长和主治医生签订书面手术同意书。手术结束后，患儿需要留院观察一定时间，直到完全清醒和无明显术后反应时便可离院。

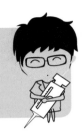

牙科急症

 ## 宝宝出现牙科急症如何处理

牙科急症包括牙痛，咬破或割伤了唇、舌、颊部，牙齿磕碎或断裂，磕掉了恒牙。

牙痛的处理

- 让宝宝用盐水漱口。

- 如果面部肿胀，用冰块冷敷。

- 在医生指导下口服药物。

咬破或割伤了唇、舌、颊部的处理

- 用冰块敷在受伤的部位。

- 止血：用无菌的纱布垫在局部轻柔地加压。

- 如果 15 分钟内仍然不能止血，立即带宝宝看牙科医生。

牙齿磕碎或断裂的处理

- 收集所有的牙齿碎片。

- 用温水漱去口腔中的污物。

- 给宝宝一个冷的纱布垫敷在受伤的牙齿上。

- 立即带宝宝去看牙科医生。

磕掉恒牙的处理

- 找到脱落的牙齿。

- 用手托住牙齿的上方（牙冠），不要拿着牙根的部分。

- 用淡盐水或牛奶迅速漱口。

用以下方法保证在见到牙医之前牙齿不干

- 将磕掉的牙齿放回到原来的牙槽中，让宝宝咬一块纱布以固定位置，此方法有助于减少出血和减轻疼痛。

- 将牙齿保存在盐水或宝宝自己的口水中。

- 将牙齿含在颊部或下牙龈处。

温馨提示：

- 确保宝宝能迅速送到医院看牙医。

- 时间是抢救牙齿的最重要的因素：如果在牙磕掉后 30 分钟内植回原位，牙齿的存活率最高。

贴心小纸条

乳牙脱落后的止血

- 将一块无菌的方纱折叠成纱布垫，盖在出血部位，让宝宝用力咬住出血部位至少 15 分钟。

- 如果仍然出血，换一块纱布垫重复上述方法。

- 如果出血不止，要立即送宝宝去看牙医。

最后，还要提醒家长的是：当宝宝参加接触性的剧烈活动时要戴牙齿保护器；在汽车中总是要给宝宝系安全带，或给宝宝坐合适年龄段的汽车椅。

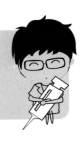

牙 外 伤

什么是牙外伤

牙外伤是指牙齿受到急剧的机械力作用所造成的牙体、牙髓和牙周组织的损伤。这些损伤可单独或同时发生。牙外伤大多发生在前牙位置，在一般情况下，可分为牙齿震荡、牙齿折断和牙齿脱位。

牙齿震荡大多是由于较轻外力所致，通常表现为牙齿酸痛、略有轻微松动、牙龈轻度出血，属轻微牙外伤。牙齿折断与牙齿移位都属于比较严重的牙外伤，较大外力的直接撞击通常是主要诱因。

在孩子 6 岁以前，即开始换牙前的牙外伤为乳牙外伤；孩子换牙之后发生的牙外伤则为恒牙外伤。

乳牙外伤对以后恒牙的生长真的没有影响吗

2~3 岁的宝宝是最易发生乳牙外伤的，因为他们的运动协调能力还正处在发育期，身体的协调性还不够完善；再加上这个年纪的宝宝大多才刚刚学会了走和跑，正值活泼好动的时候。

许多家长认为，乳牙最终还是要被恒牙所替换，所以常常忽略宝宝的乳牙外伤。 在这里特别提醒广大家长：乳牙虽然可以被替换，但如果对于严重的乳牙外伤置之不理或不及时治疗，则会影响孩子继生恒牙胚的发育和萌出。

1 乳牙外伤

　　轻度的乳牙外伤，即宝宝只有牙龈轻度出血，而牙齿并没有明显的松动或折断。这种情况下，家长并不需要立即带宝宝到医院就诊，但一定要经常观察其受伤牙恢复的进展情况；如经过一段时间后，家长发现宝宝受伤的牙出现了疼痛、牙齿变色，甚至有牙龈肿胀或牙龈上起小脓包等情况，则说明宝宝的牙神经受损严重，出现了牙神经坏死，且并发了根尖炎症。这时家长应及时带宝宝到口腔科进行根管治疗或拔除受伤乳牙。

　　若宝宝发生比较严重的乳牙外伤时，即出现牙齿折断、牙嵌入牙槽骨或牙部分脱出，家长应立即带宝宝去医院接受治疗。切记不要擅自拔出嵌入的牙齿，或把脱位的乳牙复位，因为这些做法很容易造成乳牙根部的恒牙胚的损伤，从而影响宝宝今后恒牙的生长。按常规乳牙脱落不需要再植。

2 恒牙外伤

　　相比于乳牙外伤，恒牙的外伤会比较复杂。所以无论受伤轻重，家长都应及时带宝宝到医院检查。若外伤只引起宝宝牙齿的松动，而并没有牙齿折断或移位时，常常只需要医生将松动的恒牙固定，之后再观察数月即可。

　　若牙齿部分折断，医生要看是否出现露神经的情况，从而来决定修复的最好时机和根管治疗的必要性；尤其要注意正在萌出的年轻恒牙，需要保护到牙根发育完成后，才能做永久性和美容方面的修复。

当宝宝出现整个恒牙脱落的外伤时，家长一定要马上找到宝宝脱出的牙齿。如果可以的话，家长应用生理盐水（或干净的水）清洗脱落的牙齿，但千万不要碰或刷洗牙根部位。理想的修复情况是能够即刻把脱落的牙再植到原位。如家长并不具备这样的专业技能的话，则应先把脱出牙齿保存在生理盐水中；如果一时找不到生理盐水，也可将牙齿泡在新鲜的冷牛奶内，或让宝宝把牙齿含在舌下，之后尽早赶到医院由医生进行再植。

若再植治疗发生在 30 分钟以内，则 90% 的脱落牙齿是可以避免牙根吸收的。但若超过 2 小时后再就诊的话，医生只能在体外进行根管治疗，之后再将患牙植入，这样会大大降低牙再植的成功概率。

贴心小纸条

在孩子运动或玩耍的同时，难免会存在摔倒、碰撞、与硬物接触等隐患，因为这些都会有潜在的牙和面部损伤的危险。因此，在提倡运动的同时，家长和老师作为宝宝的保护卫士，应提醒宝宝注意安全并为宝宝带好保护器具，如安全帽、牙齿保护垫等，以减轻出现意外时的损伤程度。

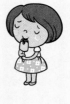

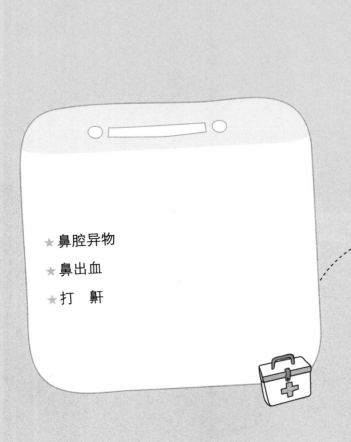

★ 鼻腔异物

★ 鼻出血

★ 打　鼾

第十课

耳鼻喉科疾病

鼻腔异物

 ## 鼻腔异物的原因

鼻腔异物就是一些本不是鼻腔里的东西进入鼻腔。造成鼻腔异物的原因有以下几种：

● 第一种比较常见，就是小朋友在玩耍时把一些珠子、小玩具、豆子、花生、瓜子等小东西误塞进鼻腔；一些学龄前后的儿童由于好奇，特别容易将各种小东西塞进鼻腔里玩。因此，这个年龄段鼻腔异物的发病率较高。

● 第二种是有小虫子飞进或爬进鼻腔里。

● 第三种是咳嗽、呕吐时，食物残渣反流至鼻腔内。

● 第四种就是鼻外伤时，外来的东西通过伤口进入到鼻腔内，都会造成鼻腔异物。

有些异物如豆子、纸团、橡皮等，吸收了水分后体积会膨大，较短时间内就会使鼻子不通气。如果这些鼻腔异物长期存在鼻腔，就会引起鼻腔发炎和鼻子出血，往深处感染就会引发鼻窦炎等疾病。有时异物还能在鼻腔内活动，这绝不容忽视。如果宝宝正在咳嗽，而异物又从鼻腔掉到口腔时，异物就可能呛入气管，影响呼吸，有可能危及生命。

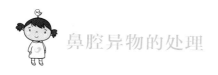

鼻腔异物的处理

由于宝宝年龄小，不能准确述说鼻子难受是为什么，妈妈们应注意多观察宝宝的鼻腔状况。如果发现宝宝出现一侧鼻腔堵塞，特别是有脓性、臭味的鼻涕，或是擤鼻时有疼痛感等现象，就要留意鼻腔是否有异物。

一旦发现有异物，妈妈们一定要镇定，不能随便用东西掏取，否则不仅取不出异物，还会把异物推向深处，给异物的取出增加困难。如果是会擤鼻子的宝宝，可叫他使劲儿往外擤鼻子，小而轻的异物有可能被擤出；如果是较大的异物在鼻腔内，或是由于外伤而造成的鼻异物，就一定不要耽搁，赶紧到医院，让医生帮助宝宝取出鼻异物。

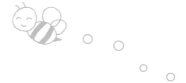

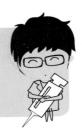

鼻 出 血

鼻出血的原因

　　小儿鼻出血是很常见的现象。在夏天天气炎热和冬天室温干燥的季节，小儿鼻出血的现象更多，特别是有的孩子经常在夜间流鼻血，家长们不能不为此而担忧。

　　小儿鼻出血的原因很多，一般来讲，2岁以前的宝宝很少有鼻出血，因为这一年龄段的宝宝鼻腔的毛细血管网发育还不健全。小儿鼻出血的部位多是在双侧鼻中隔前部的毛细血管网区，也叫黎氏区。这个血管网很表浅，分布在鼻中隔的黏膜层，当鼻腔黏膜干燥、毛细血管扩张、鼻腔炎症或受到刺激时就容易出现鼻出血。例如，各种鼻炎、鼻窦炎、鼻结核、鼻梅毒、鼻外伤、鼻中隔偏曲、鼻异物、鼻肿瘤等；或气候条件差，如空气干燥、炎热，气压低，寒冷，室温过高等都可以引起鼻出血；同时某些全身性疾病如发热、高血压、动脉粥样硬化、白血病、血小板减少性紫癜、再生障碍性贫血等，也可以引起鼻出血；另外，有的宝宝有用手抠鼻孔的不良习惯，鼻黏膜干燥时很容易将鼻子抠出血；在饮食上挑食、偏食、不吃青菜，可以造成维生素的缺乏而致鼻出血。

　　鼻出血的表现多为血从前鼻孔流出或经后鼻孔流至咽部，出血量大时两种情况可同时发生。有时鼻血流至咽部，可表现为"吐血"。当鼻出血严重时，较多的血被咽下，刺激胃部后可引起腹疼、面色苍白、出虚汗并呕吐咖啡样物，这是由于胃酸与血液发生反应而变成咖啡色。有的孩子还可能出现黑便。如果出血量过大，就可能引起失血性休克，危及生命。长期反复出血还可能造成贫血，应该引起家长的重视。

 ## 鼻出血的处理

鼻出血是急症，一旦发生要及时止血。简单的方法是将出血的鼻孔塞上经消毒的棉花球，或用拇指和食指捏住双侧鼻翼，也可以用食指压迫患侧鼻翼5~10分钟。此时尽量使宝宝安静，避免哭闹。最好让宝宝取坐位，头稍向前倾，尽量将血吐出，这样既可以知道出血量的多少，也可以避免将鼻血咽进胃里，刺激胃引起腹疼及呕吐。如果宝宝出血量较大，有出血性休克前兆时，如面色苍白、出虚汗、心率快、精神差等，应采用半卧位，同时尽快送到医院进行治疗。

到医院后医生会根据鼻出血的部位及出血量的多少给予相应的处理。小儿鼻出血多发生在鼻中隔的前三分之一的黎氏区。若此处反复出血可用冷冻、激光、微波及化学药品进行局部治疗。较少量的鼻出血也可用含1%麻黄碱滴鼻剂滴鼻，通过收缩血管达到止血的目的。

贴心小纸条

应着重强调的是，鼻出血的治疗要从病因着手：各种鼻炎引起的鼻出血，要先治疗鼻炎；外伤或鼻异物引起的鼻出血就要处理外伤、取出异物；全身性疾病引起鼻出血如猩红热、上呼吸道感染以及血液病，如白血病、血友病、血小板减少性紫癜等，则要针对这些疾病治疗。

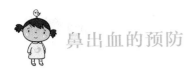

鼻出血的预防

鼻出血的预防要从多方面进行。当宝宝患鼻炎、鼻窦炎时要及时治疗。发热、咳嗽时给以降温、止咳。宝宝有抠鼻子的坏习惯要尽快改掉。家长要教育宝宝不要偏食，少吃巧克力、糖等易上火的东西，多吃蔬菜水果。在夏天气候炎热的季节，注意多饮水，不要在太阳暴晒下进行室外活动。冬季室内空气干燥可使用加湿器、开窗通风，不要让室温过高。

对于经常鼻出血的患儿，可在鼻腔内涂液状石蜡、金霉素鱼肝油等，这样可使鼻黏膜湿润。有的宝宝常常晚上鼻子出血，可在睡觉前用棉签蘸上金霉素软膏在鼻腔内涂上薄薄的一层，这样可以治疗鼻黏膜的干燥，有效地减少鼻出血。当宝宝鼻出血量较多不容易止住血时，要及时送往医院就诊、处理。家长们也要学会鼻出血的简单处理方法，以免宝宝出现鼻出血时惊慌失措。

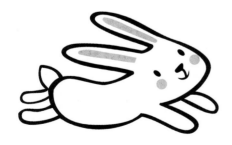

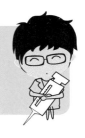

打　　鼾

人在睡觉时主要是靠鼻子呼吸，当鼻咽部通气的径路受到阻塞时就会出现打呼噜的现象，也称为打鼾。小孩打鼾和成人不同，成人的打鼾与咽肌松弛、肥胖有关，而宝宝打鼾往往是由于腺样体肥大、扁桃体肥大影响鼻咽部通气造成。另外，白天非睡眠情况下有些宝宝也有鼻腔堵塞、张口呼吸的现象。

 ## 打鼾的原因

腺样体也叫咽扁桃体或增殖体，位于鼻咽部顶部与咽后壁处，属于淋巴组织，表面呈橘瓣样。腺样体和扁桃体一样，出生后随着年龄的增长而逐渐长大，在 3~6 岁时为增长最旺盛的时期，青春期以后逐渐萎缩。在正常生理生长期，大多数宝宝不会出现呼吸道梗阻的症状。但是，当腺样体组织异常地增生肥大，堵塞了上呼吸道时，就会出现鼻腔堵塞、张口呼吸的症状，尤以夜间加重。睡眠打鼾、睡眠不安、宝宝常不时翻身、出汗，仰卧时更明显，严重时可出现呼吸暂停，即宝宝有短时间的呼吸停顿，甚至惊醒，变换睡姿后再入睡从而使睡眠质量下降，同时血液中氧饱和度不足使大脑处于慢性持续缺氧状态，宝宝白天昏昏沉沉、精神欠佳、记忆力减退、学习成绩下降。有的宝宝则表现为烦躁、容易激惹，注意力不集中。长期鼻腔堵塞呼吸不畅，还能影响心肺功能，严重者可引起肺心病、心肌受损，甚至心力衰竭。

由于鼻堵呼吸不畅，长期的张口呼吸还可影响颌面骨的发育，形成特殊面容，即所谓"腺样体面容"，表现为上唇上翘、上齿外龇、上腭较高、表情呆滞。有的宝宝因鼻堵塞还可使发音受到影响，形成闭塞性鼻音，俗语称"囔囔"声。个别宝宝还可因腺样体肥大压迫咽鼓管鼻咽部开口，导致中耳炎、听力下降，因此对这个病不可轻视。如果不及时治疗就容易导致颌面畸形、肺心病等，即使切除了腺样体，呼吸通畅了，仍需继续长期治疗其他的病症。现在的研究发现，宝宝夜间遗尿也跟睡眠打鼾有关，甚至夜惊、梦游的罪魁祸首都有可能是腺样体和扁桃体肥大。

 ## 打鼾的处理

如果宝宝的确有睡眠打鼾、张口呼吸的情况，而且持续了几个月就应该到医院的耳鼻咽喉科去检查。医生通过专科检查、鼻咽侧位片和鼻咽喉镜就可以了解到腺样体的大小，决定是否需要治疗。夜间睡眠呼吸监测可以整夜观察宝宝的脑电波、呼吸、心率、血氧饱和度、鼾声等指标，为上气道阻塞的程度提供了准确的数据，也为治疗方法的选择及疗效观察提供了有力的依据。

患有腺样体肥大或（和）扁桃体肥大的宝宝，应尽早接受治疗。治疗的方法是手术切除。这种手术并不复杂，一般在全身麻醉下进行，效果较好。

什么原因可以引起宝宝腺样体肥大？

● 急性炎症可使腺样体组织充血、肿胀或因化脓而增大，这时宝宝可以在短时间内鼻子堵，张口呼吸、出气困难，鼻腔内有大量的分泌物，夜间鼾声如雷，甚至有短暂呼吸停顿，而后深吸一口气；同时常常还伴有全身症状，如发热、咽痛。 一般经过消炎后上述的症状大多都能消失。

● 慢性鼻炎、鼻窦炎的分泌物长期反复刺激而使腺样体增生肥大。 这类宝宝张口呼吸、睡觉打鼾常常是逐渐发展，由轻变重，或时好时坏。

● 因过敏反应导致局部水肿而使腺样体肥大。 这类宝宝多伴有其他器官的过敏反应，如过敏性哮喘、过敏性鼻炎。 过敏原常见于花粉、尘螨、冷空气等。

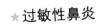★ 过敏性鼻炎

★ 过敏性哮喘

★ 过敏性结膜炎

★ 过敏性皮炎

第十一课

过敏性疾病

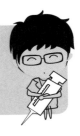

过敏性鼻炎

过敏性鼻炎是儿童极为常见的一种慢性鼻黏膜充血的疾病，主要的临床症状有鼻痒、打喷嚏、流鼻涕、鼻塞、鼻后滴漏、夜间咳嗽加重。与感冒不同的是，过敏性鼻炎一般是在气候改变、早晚起床、躺下或暴露在粉尘中发作。不过这种现象一般只持续 10~20 分钟，一天之中可能间歇出现。

 ## 过敏性鼻炎的诱因

吸入物：室内外的尘埃，动物的皮毛、羽毛、棉花絮、植物花粉等，都是宝宝患病的诱因，微小到令父母防不胜防。

家族遗传：过敏性鼻炎是人体对某种物质的变态反应在鼻部的表现，是有多种免疫活性细胞和细胞因子参与的鼻黏膜的慢性炎症反应。过敏性鼻炎的发生与遗传和环境因素有关。患儿具有过敏体质，或有家族史，在接触过敏原后即可发病。

接触物：妈妈使用的化妆品，爸爸刷家具的油漆，还有汽油、酒精等。

食物：鱼虾、鸡蛋、牛奶、面粉、花生、大豆等日常饮食，也可能引起宝宝过敏。

其他因素：春季的冷热变化，细菌毒素的侵袭以及昆虫的分泌物，都可能是宝宝生病的罪魁祸首。

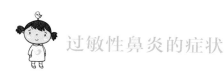

鼻痒和连续打喷嚏：每天常发作数次阵发性连续打喷嚏，随后伴有鼻塞和流涕，尤以晨起和夜晚明显。

大量清水样鼻涕：伴随着打喷嚏的同时，大量的鼻涕会倾泻而下，但急性反应趋向减弱或消失时，可减少或变稠厚，若继发感染可变成黏脓样分泌物。

鼻塞：程度轻重不一，单侧或双侧，间歇性或持续性，也可为交替性。

嗅觉障碍：因黏膜水肿、鼻塞而引起者，多为暂时性；因黏膜持久水肿导致嗅神经萎缩而引起者，多为持久性。

如何照顾患儿

1 均衡的营养

宝宝要多吃 B 族维生素与维生素 C 含量丰富的蔬菜、水果、谷类，因为这两种维生素可有效减缓过敏现象。胡萝卜、深绿色蔬菜中的 β-胡萝卜素与小麦胚芽、燕麦中的维生素 E，都可以预防免疫功能衰退，可用于过敏性鼻炎的预防。除了多吃有益的食物外，有一些性凉的食物宝宝应少吃或不吃，如西瓜、梨、椰子、白萝卜、冷饮等，另外太过油腻、太咸、太酸或辛辣的食物也应尽量避免食用。

2 适度的运动

每天适度的运动，可以增加人体肾上腺素的分泌，有抑制过敏的作用，对于过敏性鼻炎的改善有不小的帮助。在各项运动项目中，又以规律而渐进的运动种类为最佳，例如带宝宝登山、跑步、跳韵律操、打球、骑车等。当然，如果能利用运动时晒太阳是最好不过了，因为缺乏太阳照射的人，不但比较怕冷，情绪也容易不稳定。值得一提的是游泳，虽然有许多医生建议有过敏体质的病人可常游泳增强免疫力，但有一些医生则认为，游泳容易造成冷的刺激，从而诱发过敏性疾病。

3 规律的生活作息

养成早睡早起的生活习惯，避免因过度劳累使体质偏酸性，影响免疫系统的健全，也能很好地预防小儿过敏性鼻炎。

贴心小纸条

有些家长认为，过敏性鼻炎只不过是发作时有点痛苦而已，过后仍和健康人一样，治不治无所谓。还有的家长认为，鼻炎只是鼻子的小问题，孩子长大了自然就能好了，这个毛病不大。但事实上，过敏性鼻炎若不及时进行治疗，有可能诱发鼻窦炎、鼻息肉；若长期治疗不当，还会导致中耳炎、嗅觉丧失甚至诱发哮喘，对孩子的危害不容忽视。因此，发现孩子患有过敏性鼻炎后一定要及时治疗，千万不可任其发展，最后酿成大病。

1 支气管哮喘

支气管哮喘是过敏性鼻炎最常见的并发症。60%～80%的过敏性鼻炎患者可发展成过敏性哮喘。由于上下呼吸道在解剖结构上是连续的，过敏性鼻炎的上呼吸道炎症极易向下蔓延，发展成哮喘，故过敏性鼻炎和哮喘被认为是"同一气道，同一疾病"。所以，宝宝在患病早期，及早治疗过敏性鼻炎可防止并有效地控制支气管哮喘的发作。

2 鼻窦炎

过敏性鼻炎发作的时候，鼻窦口黏膜水肿，引起鼻塞，而鼻窦内黏液纤毛清除功能障碍、黏液停滞并黏稠，更容易继发病毒或细菌感染。患有鼻窦炎的宝宝多有高热、头痛、鼻塞、流脓涕的症状。

3 分泌性中耳炎

若咽喉发生水肿，使咽鼓管口狭窄、阻塞，造成鼓室负压，中耳渗出性液体产生。耳内闷胀感或堵塞感、听力减退及耳鸣为分泌性中耳炎的最常见症状；有的患儿还可有轻度耳痛，常表现为听话迟钝或注意力不集中。

4 腺样体肥大

由于过敏性鼻炎的宝宝经常会有鼻黏膜分泌物的存在，细菌就很容易在上面滋生和繁殖，让宝宝感冒。当有细菌入侵的时候，宝宝的腺样体和扁桃体最先工作，代偿性增大以产生更多的免疫球蛋白，来保护孩子不生病。这样的增大是积极作用，但这种情况反复出现，增大的腺样体就会生理性肥大。这会影响宝宝的睡眠质量，使宝宝晚上睡觉不安稳或打鼾，严重者还可能出现呼吸道梗阻、呼吸暂停的情况。而宝宝在白天时，便会经常出现注意力不集中、易疲倦、精神不振的现象。

此外，过敏性鼻炎反复发作还可以引起反复呼吸道感染、过敏性咽喉炎、鼻息肉、鼻出血和嗅觉障碍的发生。

 ## 对过敏性鼻炎患儿的家庭护理

治疗过敏性鼻炎最根本的方法就是了解引起过敏的物质，即过敏原，并尽量避免接触过敏原。无论是户外（一般为季节性过敏原）还是户内（一般为常年性过敏原）都存在着过敏原。

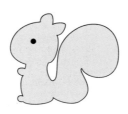

避免户外过敏原

当你发现宝宝的过敏症状主要发生于其在户外的时候，那么应尽可能限制宝宝的户外活动，尤其是接触花草或者腐烂的树叶，以及柳絮和法桐上的果毛。外出时，可以给宝宝戴上口罩，或者可以到过敏原较少的海滨。

避免室内过敏原

如果宝宝的过敏症状主要发生在室内时，家长应在生活细节上加以重视，减少发生过敏反应的可能性。

- 在花粉或者灰尘较多的季节，关闭汽车和房间的窗户。
- 移除室内的过敏原，包括宠物、烟甚至可疑的花草或者家具。
- 使用有空气清洁过滤功能的空调，以去除花粉（但可能无法过滤灰尘）。
- 使用温度调节器来降低室内的湿度，最好使空气湿度降到50%以下。
- 保持室内清洁无尘以减少过敏原，可利用吸尘器经常打扫卫生。
- 卧室内使用密闭良好的床垫及枕头，及柔韧性较好的床单和枕巾等，并每周用热水清洗床单、枕巾。
- 注意不要在户外晒被褥和床单，因为霉菌和花粉可能会粘到被子上。
- 用木板、地砖等代替地毯，尤其是固定于地板上的地毯更应去除。
- 不要种植需要不断浇水的花草，因为潮湿的土壤有利于霉菌的生长。
- 注意消除蟑螂和宠物的排泄物，因为蟑螂的排泄物和动物的皮屑都是最常见的过敏原。

过敏性哮喘

 ## 什么是过敏性哮喘

过敏性哮喘是儿童常见的慢性疾病，也是儿童过敏疾病中困扰最多、最严重的一种，多于幼年发病。患儿常具有对某些物质过敏的特应性体质，如吸入冷空气、花粉、尘螨等，进食鱼虾、牛奶等，或接触某些药物如青霉素，都可以引起过敏反应。当这些过敏原进入患儿体内，便通过一系列反应，使肥大细胞或嗜碱粒细胞释放致敏活性物质，作用于支气管上，造成广泛小气道狭窄，发生喘憋症状，如不及时治疗，哮喘可以致命。

随着城市化、现代化的不断发展，儿童哮喘发病率的上升已成为全世界普遍存在的现象了。窗帘、地毯、宠物、化学品等这些导致哮喘的因素，越来越多地出现在宝宝的日常生活中。数据表明，过敏性哮喘的发病年龄80%在5岁以前，且有逐渐提前的趋势。在我国，儿童哮喘发病率在10年（1990~2000年）间上升了约65%，0~14岁的儿童哮喘患病率为1.56%。

过敏性哮喘的诱因

1 遗传造成的过敏体质

　　过敏性哮喘一般发生在具有过敏性体质的人身上。过敏性体质与基因有关，通常是遗传所致。过敏性哮喘患儿大多有过敏家族史，但近年由于工业化进程的加快，大气污染加剧，容易导致儿童气道损伤继而出现咳嗽、喘息发作，似乎使有些原本非过敏性体质的人也演变成过敏性体质。

2 接触过敏原

　　家中最主要的过敏原是尘螨、霉菌、宠物和昆虫等。在与小儿机体密切接触的床上用品、内衣上，尘螨及其排泄物较多；室内霉菌易在潮湿、温暖、通气不良的环境中生长；多种昆虫，包括蟋蟀、苍蝇、飞蛾，特别是蟑螂的排泄物都是过敏原。

过敏性哮喘的症状

　　小儿过敏性哮喘的典型症状为发作性喘息、咳嗽和哮鸣。哮喘可突然发作，持续数分钟、数小时至数天，自行或用药后消失。过敏性哮喘发作时可见肺部呈过度充气状态，呼气音延长，可闻及哮鸣音。严重哮喘患儿常表现烦躁不安、呼吸辅助肌收缩明显、呼吸频率和心率增快、奇脉。出现胸、腹反常运动和发绀提示病情危重。

　　一般在天气转变的季节里发作，持续咳嗽，尤其在晚上或早上醒来最厉害，严重者可能整晚喘气而无法入睡，甚至因呼吸困难而死亡。哮喘发作早期症状虽然与感冒非常相似，但哮喘患儿一般不伴有发热，往往开始鼻炎症状明显，严重者呼气时会发出"咝咝"的哮鸣音。

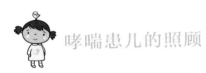

哮喘患儿的照顾

接受过敏测试：分为皮肤测试或血测试，用于确定导致过敏原反应的因素，继而加以避免。

忌吃生冷食物：因冷缩热胀的原理，所以进食生冷食物后，很容易令气管收缩而复发。

适当运动：能够提高心肺功能、增强耐力或减轻哮喘严重性，建议多进行一些温和的运动，如慢跑、游泳。

防敏窍门

●**对付尘螨：**避免在布艺家具上躺卧或睡觉，移走毛毯，每周用热水（55摄氏度）清洁床单、衣服和玩具。

●**针对毛屑：**尽量不养宠物，不要把动物带入室内，如一定要饲养，就不要让动物进入睡房。

●**防止细菌：**室内不要摆放植物，因为细菌容易生长在泥土中，同时要避免潮湿。保持水槽、垃圾桶、冰箱清洁，防止细菌滋生。

●**杀灭蟑螂：**使用昆虫喷杀剂，喷药后要通风数小时。保持家居清洁，可减少蟑螂的出现。

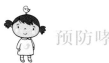

预防哮喘，先治鼻炎

有研究表示，70%~80%的哮喘儿童同时有过敏性鼻炎（鼻敏感），这是由于这两种疾病是同一气道内的过敏性疾病。鼻敏感发生在上呼吸管道，哮喘则是下呼吸管道敏感，所以哮喘患者通常容易患鼻敏感，而临床上，有40%的儿童患鼻敏感，当中不少同时患有哮喘，可见两者的密切关系。

过敏性鼻炎是过敏性哮喘的高危因素，使哮喘发生的风险增加3倍，更使哮喘患者入院治疗的风险增加50%。大部分的哮喘患者在哮喘发作前有过敏性鼻炎症状，并且鼻炎可以加重哮喘的发作。因此，如能在发病早期对过敏性鼻炎采取有效的治疗措施，则哮喘是可以避免的。

贴心小纸条

什么是变态反应

变态反应，顾名思义是指非常态的机体反应。通常人们受到感染时，体内便产生抗体，帮助战胜感染的侵袭，并可以预防再次被感染。而过敏体质的人，在接触了植物花粉、屋尘微粒、动物皮毛、特殊食物等物质之后，体内产生一种过敏抗体（IgE），它是血清中最少的免疫球蛋白。这种抗体结合到皮肤或黏膜中的肥大细胞上，当再次接触到上述过敏物时，它可以引起肥大细胞释放一些如组织胺等过敏介质。这些过敏介质可以引起荨麻疹、花粉症。呼吸道敏感常是哮喘的发病根本。

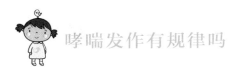

哮喘发作有规律吗

　　尽管哮喘表现各异，但各种类型的哮喘又有一定的规律特征可循。比如，对花粉过敏的患儿多在春秋季时发作，到公园等花草多的地方后往往发病；有的患儿多在春秋换季时发病，这可能与冷空气的刺激或感染有关；有的患儿在阴雨季节发病，这可能与霉菌过敏有关；也有的患儿常年发病，每遇到感冒着凉就发作，这可能与抵抗力低下或气道高反应性有关；还有的患儿在剧烈运动后发作。

　　掌握患儿的发病规律，找出典型的诱因，对哮喘发作、预防和治疗都是大有好处的。

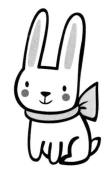

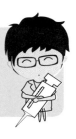

过敏性结膜炎

什么是过敏性结膜炎

　　儿童由于各组织器官尚未发育成熟，结膜黏膜通透性极强，因此成为过敏性结膜炎的多发人群。在春季，宝宝易发生眼睛瘙痒的情况，当父母发现宝宝经常揉眼睛，或者频繁地眨眼，加上眼睛发红发痒，都有可能是患了过敏性结膜炎。

　　相比于年龄小的宝宝，过敏性结膜炎更多见于年龄大些的宝宝。近年来，由于空气污染加重等因素，小儿过敏性结膜炎的发病率呈逐年上升的趋势。由于普通的消炎眼药水对过敏性结膜炎并不起任何作用，所以父母切记不要给宝宝盲目使用眼药水。

　　过敏性结膜炎是由于接触过敏原引起的结膜过敏反应，患儿会觉得眼睛奇痒无比，眼睛结膜明显充血、水肿、流泪、有黏液性分泌物，并且越靠近眼角情况越严重，但一般没有眼痛，也无明显视力障碍，瞳孔正常。

过敏性结膜炎是结膜炎的一种，其症状与红眼病（急性结膜炎）很相似，所以常被误认为红眼病。但实际上，红眼病是因为感染了病毒或细菌引起，而过敏性结膜炎是由于过敏体质的患儿接触了过敏原引起的过敏反应，并非细菌感染引起，因此抗病毒眼药水（消炎眼药水）或抗生素（消炎药）对其无效。孩子得了过敏性结膜炎一定要去医院就诊，在医生指导下用药，以免损伤孩子的眼部健康。

过敏性结膜炎的预防和护理

容易引起宝宝眼睛过敏反应的常见过敏原，包括尘螨、花粉、灰尘、湿冷空气、动物毛发等，这些过敏原都很容易进入眼睛。其中，尘螨是最爱"惹事"的过敏原，临床结果表明30%的过敏反应与尘螨相关。湿热环境特别适合尘螨生存，家里的细小角落、空调、地毯、布艺沙发等都是尘螨藏匿的地方。

日常生活中可引起过敏性结膜炎的过敏原还包括香水、化妆品、药物、隐形眼镜及其护理液等，也应避免让过敏体质的宝宝接触。父母除了带患儿及时就医外，还应该在生活环境中寻找有无明显的过敏原，如新装修的居室、绿化地带的花草、食品中的鱼鲜类等；特别是家里的宠物、铺设的地毯，都会散发大量的致敏物质。设法使宝宝远离致敏原，才能有效地治愈过敏性眼病，防止宝宝因眼不适而揉眼。治疗过敏性结膜炎的药物品种较少，效果也不是很好。只有隔绝和消除过敏原才是最基础的、减少过敏性结膜炎发作的方法。

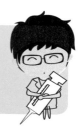

过敏性皮炎

　　小儿过敏性皮炎是由于宝宝接触过敏性抗原引起的皮肤过敏反应，主要是指人体接触到某些过敏原而引起皮肤红肿、发痒、风团、脱皮等皮肤病症。过敏原可以分为接触过敏原、吸入过敏原、食入过敏原和注射入过敏原四类。每类过敏原都可以引起相应的过敏反应，主要的表现为多种多样的皮炎、湿疹、荨麻疹等。当宝宝发生小儿过敏性皮炎时，父母应尽快带宝宝到医院，协助医生找出引起病症的过敏原，做好护理，同时及早治疗。

 ## 过敏性皮炎的症状

　　轻度的小儿过敏性皮炎表现为局部皮肤充血，边缘有清楚的淡血斑；严重时，在红斑的基础上会发生丘疹、糜烂、渗出等。轻者自觉灼痒，重者感疼痛。小儿过敏性皮炎有很多种，包括小儿接触性皮炎、小儿神经性皮炎、小儿脂溢性皮炎、面部过敏性皮炎、脸部过敏性皮炎等。小儿过敏性症状中尤以瘙痒最为明显，也最让人烦恼。

 ## 过敏性皮炎患儿的照顾

　　● 在饮食方面，要注意宝宝的营养平衡。可多吃一些牛奶、淡水鱼、豆制品及新鲜蔬菜、水果，以增强皮肤抵抗力。避免吃咸水鱼、虾、蟹等易引起过敏的食物。

● 过分呵护或忽视过敏都是不对的，应让宝宝适度使用儿童专业护肤品。

● 过多的产品及太繁复的护肤程序，并不是改善过敏的有效办法。但是如果什么也不涂同样是不行，因为缺乏滋润，可能会出现更严重的脱皮现象；缺乏防晒呵护，可能令宝宝娇嫩的肌肤变得粗糙及引致不均匀色素出现。涂抹护肤品时，父母应注意避开宝宝患处。

● 不要让宝宝用手触摸或抓挠患处，这是很危险的。

贴心小纸条

患有过敏性皮炎的宝宝，父母不要用太热的水给宝宝洗脸，以避免刺激皮肤。同时，不能用香皂洗脸，因为香皂中的碱会加重过敏性皮炎的症状。用温和的洗面奶洗脸，不在患处涂抹任何护肤品。父母可用手指在宝宝的脸上作一些轻柔的按摩（以手指敲击为好，不要用力过度，以免引起皮炎），使宝宝的面部肌肉放松，促进血液正常流通，也会促进过敏性皮炎的痊愈。

过敏性皮炎的家庭自测法

父母跟孩子相处的时间最长，是最了解孩子皮肤状态的人。检查以下项目，如果有 2~3 项出现"是"就说明需要做彻底的皮肤保湿，如果有 5 项出现"是"就应该去医院检查。

● 脸部整体性地出现红斑。

● 脸颊和眼睛周围出现小米粒似的小红点。

- 胳膊和腿部褶皱的部位发红瘙痒。

- 下颌、脖子上的皮肤发红出现角质。

- 背部、腹部、胸部皮肤变得粗糙瘙痒。

- 皮肤容易干燥粗糙，出现角质。

- 晚上不停地挠痒，有时甚至影响睡眠。

- 吃特定食物时身体会发痒。

- 患有哮喘、过敏性鼻炎等疾病。

- 父母有过敏性皮炎病史。

如果上述事项中出现 5 种符合情况就应该怀疑为过敏性皮炎。出现瘙痒症状、符合不同年龄阶段出现的发病部位、反复出现症状、家庭中有人曾经患过过敏性皮炎等，基本上可以确定是过敏性皮炎。

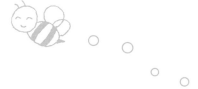

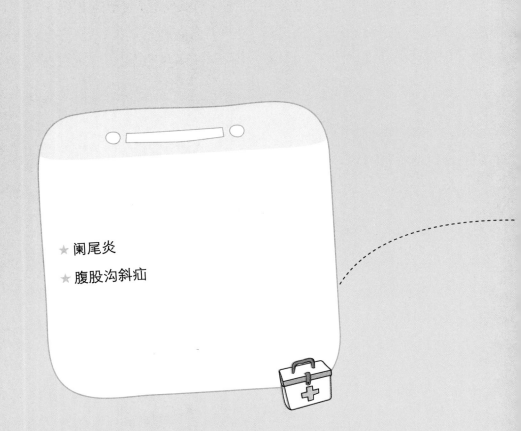

★ 阑尾炎

★ 腹股沟斜疝

第十二课

外科

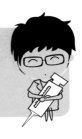

阑 尾 炎

儿童阑尾炎的表现

急性阑尾炎是小儿腹部外科中最常见的疾病，约占儿童外科急腹症总数的 1/4，居儿童急腹症的首位。急性阑尾炎可能发生于小儿各年龄组，最常见的是 6～12 岁的学龄儿童。年龄越小发病率越低，5 岁以下的发病率占 15%，3 岁以下者占 5%，1 岁以下者仅占 0.2%，新生儿发病率则极为罕见。男童发病率占 60%，略高于女童的 40%。

小儿阑尾炎的临床表现有别于成人，不同年龄组儿童有其各自的特点和规律，所以要区别对待。

1 儿童阑尾炎的临床表现

从学龄前儿童开始症状类似成人，表现为突发中上腹、脐周的疼痛，6～10 小时后转至右下腹，多伴有恶心、呕吐、低热、精神萎靡、食欲差、活动减少。患儿通常行走缓慢，身体前屈，惧怕震动，右下腹有固定性压痛及肌紧张。

2 婴幼儿阑尾炎的临床表现

因为 3 岁以下小儿无主诉能力，所以当小儿有烦躁不安、哭闹，原因不明的发热、呕吐、拒食、精神萎靡等症状，或一旦发现腹部有可疑体征时，家长均应想到有患阑尾炎的可能。婴幼儿的腹痛表现为"颠簸痛"，即在轻拍或颠簸时疼痛更明显。因患儿腹内有发炎的阑尾，因此越摇越闹，越拍越哭，这种异常的表现常为腹痛的线索。

婴幼儿阑尾炎的恶心、呕吐、腹泻等胃肠道症状显著，且出现较早，甚至可能发生于腹痛之前，成为最初的症状，易被误诊为胃肠炎。与年长儿童不同的是，婴幼儿在疾病早期全身反应就可能很重，出现高热、精神差、反应淡漠、嗜睡、拒食等症状。

儿童阑尾炎的治疗

小儿阑尾炎穿孔率高，万一延误治疗，可能产生局限或弥漫性腹膜炎，特别是婴幼儿的阑尾壁薄，大网膜短，最快可在腹痛后 6 小时就发生穿孔。可怕的是小儿阑尾炎继发腹膜炎会导致全身中毒，甚至会威胁生命。若采取保守治疗，以后阑尾炎反复发作，出现肠粘连、盆腔炎的概率就大，会给儿童的生长发育、学习生活造成不利影响。因此，医生会建议在孩子发病后 72 小时内施行阑尾切除术。

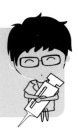

腹 股 沟 斜 疝

儿童腹股沟斜疝的表现

儿童腹股沟斜疝是一种儿童先天性发育异常，也是最常见的小儿外科疾病，宝宝出生后即可发病，发病率以婴幼儿居多，男婴多于女婴，右侧多于左侧，单侧多于双侧。腹腔脏器进入疝囊后不能还纳而停留在疝囊内即形成嵌顿性腹股沟斜疝，是小儿腹股沟斜疝最常见的并发症。

腹股沟斜疝的症状为腹股沟区出现可复性包块，小包块位于腹股沟管外环处，大者可突入阴囊内，包块质软，有弹性，上界不清，按压肿块消失，复位时可以听到有"咕噜"声。如果宝宝站立、哭闹或活动时肿块就会出现，而宝宝安静、平卧时就会消失。如果腹股沟部或阴囊部肿块不能自行复位，持续存在，就可诊断为嵌顿性腹股沟斜疝。

儿童腹股沟斜疝的治疗

如果出生6个月以内的婴儿患有腹股沟斜疝，可以暂时观察，因为少数宝宝有自愈可能性；如果宝宝年龄在6个月以上，自愈的可能性极低，还有并发嵌顿疝的危险，应及早施行手术治疗。手术时间不受年龄限制，术式为疝囊高位结扎术。嵌顿性腹股沟斜疝发病 12 小时内可试行手法复位，休息 2~3 天后再施行疝囊高位结扎术，手法复位失败应急诊进行手术治疗。

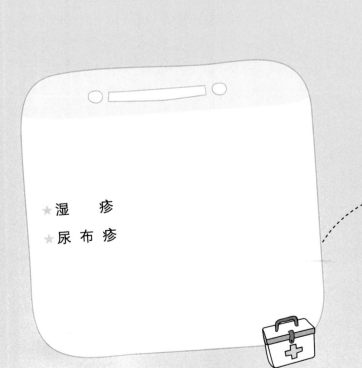

★ 湿　疹

★ 尿 布 疹

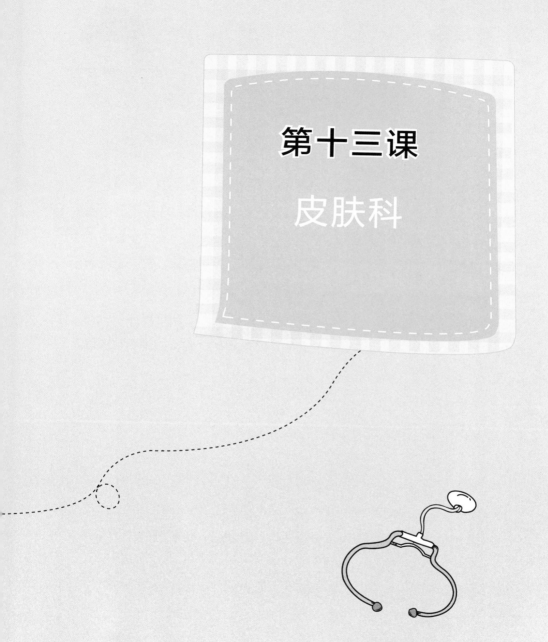

第十三课

皮肤科

湿　疹

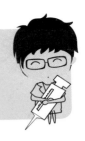

湿疹是婴幼儿最常见的疾病之一，大多发生在宝宝的下颌、面颊、头顶、屁股，以及四肢弯曲等部位。湿疹的临床表现主要是，红色丘疹高出皮肤，局部有渗出或糜烂，时常反复发作，严重的可波及全身，并发细菌或真菌感染；湿疹常引发局部瘙痒，影响宝宝的饮食和睡眠，宝宝表现为烦躁不安、大哭大闹。

宝宝发生湿疹的原因非常复杂，较常见的原因是先天性过敏体质受到致敏因子的刺激而发病。致敏因子中最常见的是食物过敏，如牛奶、鱼肝油、鱼、虾、羊肉等。

 宝宝湿疹巧防护

- 选用宽松透气、吸湿性强的纯棉衣物，忌用化纤、毛、麻料织物。
- 避免对宝宝皮肤的机械性摩擦，寝具也要选择纯棉的柔软面料。
- 饮食上少吃海产品，对鸡蛋过敏可以只吃蛋黄；不要喝鲜奶，对某一品牌奶粉不适应可尝试其他品牌。
- 如果曾经出现过敏症状，应避免6个月内再次接触过敏原。

尿 布 疹

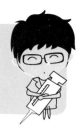

　　宝宝较小，饮食是以流食为主，所以大小便的次数较多，大小便中的一些成分会产生刺激皮肤的物质。如果不及时更换尿布，用不了半天时间臀部皮肤即会被腐蚀，开始是接近肛门周围的皮肤发红、肿胀，逐渐发展到小皮疹、水疱、皮肤擦烂脱皮、露出皮下鲜肉，即为尿布疹。

宝宝尿布疹巧防护

　　●给宝宝勤换尿布。

　　●大小便后，为宝宝洗屁屁或是用湿巾擦净屁屁。

　　●在洗净的屁屁上擦上护臀膏，可给宝宝的小屁屁提供一道保护膜，避免直接受大便或尿液的刺激。

　　●给宝宝换尿布的时候，可先不急于为宝宝穿上尿裤，可以先让小屁屁通通风，晾一会儿。

　　●为宝宝选择透气性好、吸湿性好的干爽型纸尿裤，可使宝宝尿湿后小屁屁依然干爽。　有些宝宝对纸尿裤过敏，那妈妈就要麻烦些，为宝宝准备纯棉尿布。

第十四课

宝宝私处的困扰

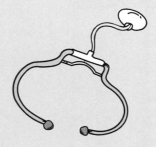

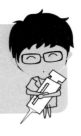

男宝宝包茎与包皮过长

包在男孩阴茎外面的那层皮肤称为包皮。宝宝小于 2 岁时，包皮紧紧包着阴茎前端的龟头，起到保护龟头的作用，所以龟头不能自由露出；2 岁以后，包皮逐渐回缩，与龟头分离形成松软外套，正常情况下包皮应能翻至冠状沟部，龟头能够露出。

什么是包茎与包皮过长

男宝宝 3 岁以后，由于包皮口狭窄或包皮粘连导致龟头不能显露，则为"包茎"；若龟头能完全显露，但在阴茎勃起时包皮仍覆盖龟头，则为"包皮过长"。

1 包茎的害处

● 当细菌侵入包皮与龟头之间可引起包皮发炎，小鸡鸡会出现红肿、痒痛甚至流脓的现象。

● 包皮内的分泌物会因包皮太紧而不能排出，在小鸡鸡表面隔着包皮隐约可见到白色小疙瘩或摸到小硬块，这都是包皮垢沉积导致的。

● 包皮口像针尖样狭窄，宝宝小便时包皮会鼓包，尿液排出困难。排尿时易哭闹、滴尿或尿线细，可合并泌尿系感染。

● 包皮口反复发生炎症，会造成包皮口形成瘢痕性挛缩，失去皮肤弹性和扩张能力，包皮不能向上退缩，并伴有尿道口狭窄。

• 包皮口形成狭窄环则造成阴茎勃起疼痛，成年后影响性生活。

2 包皮过长的害处

• 包皮超过龟头 1 厘米以上，排尿时方向不定，常尿湿裤子，龟头潮湿有味，不易清洗。

• 大一点儿的宝宝，若包皮过长，在每次排尿时，需先上翻包皮再排尿，才能准确尿到便池里。

如何治疗包茎与包皮过长

许多男孩患有包茎，少数包茎可自然松解，多数包茎要到医院就诊，需在医生的帮助下松解治愈。

1 慢性手法扩张包皮口

在医生指导下，由家长每天上推包皮，从而扩张包皮口并清洗，使狭窄的包皮口逐渐变宽松。包皮粘连也逐步减轻至消除，并养成每天上翻清洗包皮的习惯。这适用于包皮不过长、狭窄不严重的男宝宝。

2 包皮分离术

包皮分离术可在门诊进行，适合包皮口无狭窄的情况，由医生手法剥离包皮与龟头的粘连。但由于儿童龟头神经末梢很丰富、感觉非常敏感，分离包皮过程中可产生瞬时剧痛，宝宝非常恐惧，哭闹挣扎，难以接受，带给宝宝痛苦的记忆，日后拒绝清洗，并给宝宝带来一定的心理障碍。为此，提倡分离包皮时要采取适当的麻醉止痛措施，使孩子在无痛苦、无刺激的状态下接受治疗。

无痛性包皮分离分为两种方法，一种是在局部麻醉下进行分离，适用于学龄儿童，包皮粘连不显著者，部分龟头暴露者。分离前在包皮表面涂擦局麻药膏，40分钟后即可分离。另一种是在吸入麻醉下进行分离，适用于学龄前儿童、包皮粘连严重者、龟头完全不能暴露者。此操作是在手术室进行，吸入麻醉药后迅速进入镇静状态，几分钟内完成分离即可清醒。

包皮分离当天不需要任何治疗，避免剧烈活动即可。24小时后开始局部治疗，用3%硼酸溶液泡洗或冲洗阴茎头，并轻轻活动包皮，循序渐进上翻包皮，尽可能暴露龟头，在其表面涂少许金霉素眼膏，之后一定要将包皮复位，以免形成包皮嵌顿。治疗每天2次，持续7天左右。待龟头和包皮皮肤浅表创面愈合后，养成每天上翻包皮显露龟头清洗的习惯。

贴心小纸条

如果男宝宝包皮口本身存在狭窄。行分离术后，每次上翻清洗时仍然有困难并感到疼痛，宝宝常常拒绝上翻，包皮粘连可复发。

3 包皮环切术

包皮环切术适合于包皮反复感染引起的瘢痕狭窄和至学龄期经过非手术治疗包皮仍然不能上翻的包茎，也适合家长要求新生儿出生1周内割包皮的。手术在麻醉下环形切除狭窄段包皮，对于包皮先天发育异常的复杂病例需要行包皮整形术。

判断男宝宝是否需要做包皮环切手术，包皮的长度是一方面，还要看包皮口是不是很紧，因为包皮口狭窄会引起包皮感染最终导致病理性包茎，也使龟头显露的过程痛苦不堪，对阴茎的发育也会有一定的影响。

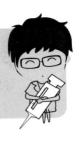

女宝宝外阴炎

什么是女宝宝外阴炎

女宝宝患外阴炎时外阴黏膜红肿，有时有黄色分泌物，宝宝排尿时会疼痛、哭闹，有时因外阴瘙痒，宝宝也会用手抓或搓揉阴部。

引起女宝宝外阴炎的原因有：穿开裆裤会阴部污染或因肥胖、尿布不透气引起局部潮湿导致细菌、真菌感染。感染蛲虫、滴虫、真菌、淋病，或继发于水痘。小儿玩耍时将异物塞入阴道引起感染。习惯性摩擦阴部。

女宝宝患外阴炎会感到阴部瘙痒，排尿时会有疼痛感。会阴周围的皮肤会有发炎、红肿、红疹等现象。也可能导致女宝宝小阴唇的粘连。

如何治疗女宝宝外阴炎

女宝宝要是出现外阴炎症，应到医院就诊；同时要注意女宝宝（特别是有些胖的女孩）阴部的透气通风，避免潮气。日常护理时，家长可用硼酸洗液或小檗碱溶液冲洗宝宝会阴部，之后涂上消炎的金霉素眼膏，每天2次。多喝水、多排尿以避免炎症上行引起泌尿系感染。

女宝宝外阴日常清洗方法

●用温水或淡盐水由前向后缓慢水流冲洗，注意皱褶处的清洗。

●清洗后用软毛巾蘸干，勿用粗布擦洗，因为这样有可能产生微小损伤。

●每天务必清洗一次外阴，每次大便后也需要清洗。

●每天更换内裤，内裤可用开水烫洗。

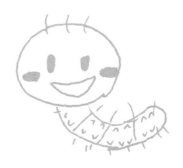

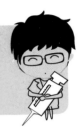

蛲虫病

蛲虫，又称作屁股虫或线虫，是一种白色细小的线虫，最长的不超过1.5厘米，外观很像是线头。蛲虫会在人体肠道内寄生，引起蛲虫病。一般患者肠内平均有成虫数十条，重者可高达数千甚至上万条。

 ## 如何知道宝宝得了蛲虫病

大多数患儿在感染蛲虫后并无明显症状，但当夜间雌虫从肛门爬出产卵时，会引起肛周皮肤瘙痒，往往会影响宝宝睡眠。所以，家长如果发现宝宝经常时不时地伸手去搔抓屁屁（肛门处），或是表现出夜间烦躁不安、反复哭闹、睡眠不好及遗尿等，应考虑宝宝可能患有蛲虫病。

1 肛门或会阴部瘙痒

肛门或会阴部瘙痒是蛲虫病最常见的症状之一。瘙痒经常会影响宝宝睡眠，使宝宝哭闹不安，也会经常抓挠痒处。若抓破可能会造成肛门周围皮肤脱落、充血、皮疹、湿疹，严重时，甚至可能诱发化脓性感染。

2 消化道症状

蛲虫会钻入肠黏膜，在胃肠道内接受机械或化学性刺激，从而使患儿出现食欲减退、恶心、呕吐、腹痛、腹泻等症状。

3 其他症状

有时雌虫可进入阴道、输卵管及腹腔而引起阴道炎及腹膜炎；也可由于成虫在肠腔的回盲部寄生，会使患儿产生恶心、腹泻、消化不良、食欲减退、夜间磨牙、消瘦等症状。

贴心小纸条

若宝宝出现上述症状，家长最好带宝宝到医院就医。若能查到虫体、虫卵即可确诊蛲虫病。诊断蛲虫病常采用透明胶纸拭子法或棉签拭子法，于清晨排便前或洗澡前检查肛周。此法操作简便，检出率高。若检出虫卵即可确诊。

宝宝为什么会得蛲虫病

蛲虫病是由于宝宝吞食了蛲虫卵发生的。宝宝所吃的食物、穿的衣服、玩的玩具等都有可能沾有蛲虫卵，当其随着食物进入宝宝体内时，就会形成蛲虫病。蛲虫病的传染方式有自身感染、异体感染和逆行感染。

1 自身感染

当宝宝伸手去搔抓肛门时，手指及指甲上会沾上一些蛲虫卵。当宝宝吮吸手指或没洗净手就拿东西吃时，就有再次感染的可能性。这种自身感染方式往往会造成感染加重，并迁延不愈。

2 异体感染

被虫卵污染的食物、玩具、水杯、衣服、床单等经口感染，或经口鼻吸入飞扬的虫卵再下咽至肠道而感染，这是造成集体和家庭间传播的主要方式。

3 逆行感染

若虫卵在肛门周围孵化，幼虫可爬进肛门，侵入肠道寄生，则称为逆行感染。

治疗与预防

蛲虫的寿命较短，一般在肠道内只能生存 1~2 个月。若能杜绝重复感染，注意个人卫生，不经特殊治疗即可自愈。但是，由于蛲虫的抵抗力强，繁殖周期快，且易自身重复感染和相互传播，所以单纯服药很难根治，必须采取集体治疗和家庭治疗相结合的方法。因此，应治疗与预防同时进行，个人防治与集体防治同时进行。

●勤晾晒被褥：对宝宝使用过的被褥要勤晾晒，使虫卵死亡。

●勤换内衣裤：宝宝的内衣裤要每天更换，并把脏的衣裤用开水烫洗，杀死虫卵。

●清洁肛门：要每天为宝宝清洗肛门，使虫卵难以附着于肛门的皮肤上进行继续孵化。

●勤洗手、勤剪指甲。让宝宝养成勤洗手、勤剪指甲的习惯，不给虫卵任何机会进入体内。

●集体治疗：在幼儿园过集体生活的宝宝，一个宝宝得病全体宝宝都要治疗，这样才能收到比较好的效果。

经彻底治疗后，1 个月内不发生临床症状或体征，以及粪便检查无虫卵即为治愈。

第十五课

健康检查

为什么要进行定期健康检查

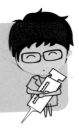

定期健康检查是确保儿童健康成长的重要措施，通过体检可了解儿童的体格生长情况、神经心理发育状况、营养结构是否合理等，从而提供个体化的指导，避免不良习惯，预防营养性疾病及心理行为问题。在每次检查过程中，医生会告诉家长目前有哪些不利于健康的危险因素，并指导家长需要做什么、不能做什么，把问题制止在萌芽阶段。尤其是婴幼儿期生长发育很快，随年龄增长饮食结构、喂养方式及心理需求不断变换，更需要定期健康检查。

妈妈应该将宝宝每次体检的体检报告都保存起来，建立健康档案。这样可以帮助医生和妈妈快速了解宝宝的身体状况，真正做到"健康始于预防"。一份完整的健康档案意义不单单在于保健医生的使用；而是面向所有医生（无论全科、专科；门诊、急诊），健康档案的完整性可以使医生更加全面地了解宝宝的既往情况，做出更准确的诊断和更客观的诊疗计划。

 ## 体检前的准备

● 体检之前最好给宝宝洗澡更衣，换上宽松便于穿脱的衣服，最好是分体衣，便于医生检查。

● 如果有查静脉血或腹部B超的项目，需空腹6小时以上，家长要计算好进食时间，避免空腹时间不够耽误检查，检查的前一天也避免食用油脂较多的食物，会影响结果准确性。

- 事先想好要问医生的问题，最好把平时的喂养记录（奶量、排便、补钙等记录）、既往体检的结果包括身高及体重资料、化验单等一并带上，便于医生前后对比、动态监测。

- 小婴儿去医院体检最好能提前预约，尽量选择精神好、不困不饿的时间段，能更好地配合医生检查。避开人多的高峰期，减少候诊时间。

- 小婴儿如果体检时间较长最好能带上奶粉尿布，以防饥饿。

- 照顾宝宝生活起居的主要代养人最好一同前往，能给医生提供准确的生长发育、喂养、行为习惯等信息，便于医生评估分析。

- 对于理解能力较好、稍大一点儿的宝宝可提前告知要做的体检项目，让其做好心理准备。

贴心小纸条

建议家长每半年给宝宝做一次小检查，每年做一次大体检。

- 每半年一次的小检查：如常规检查、指血检查（包括血常规、微量元素、骨碱性磷酸酶）、口腔专科检查、骨密度和智能发育。

- 每年一次的大体检：如听力筛查（要每年做一次，以发现一些隐匿中耳炎等情况引发的听力下降）、静脉血的检查和影像检查。

- 除了体格的发育情况，宝宝的智力发育也很重要。对于年龄较小的宝宝，智力发育水平测评主要是通过考察宝宝大运动、精细运动、语言、社交等能力的发育情况，从而来检查宝宝大脑各功能区的发育是否处于平衡水平。

个体化体检项目VS大众化体检项目

　　现代医疗技术飞速发展，医疗检验手段日益先进，可以早期诊断和治疗的疾病越来越多。然而目前体检在疾病早期诊断和干预中的作用还没有得到充分重视。很多医院的体检仍然停留在简单查体，血、尿常规检查的老项目上。殊不知，体检应该遵从体检对象的个体性，因为每个人都是不一样的，有不一样的疾病史、家族史等，需要的体检项目也不尽相同。因此，应该由医生根据体检对象的个体情况挑选相应的体检项目，既要做到全面又要做到不重复浪费。

　　此外，如果您曾经给孩子做过体检，在下次体检时做好带上以前的体检结果，这样有利于医生根据既往的结果选择此次适合的体检项目。

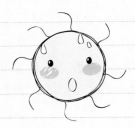

生长发育指标解读

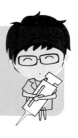

 如何知道孩子生长发育是否正常

一般来说，生长发育至少要从两个方面来衡量。一个方面是孩子的体格与营养状况，可以称之为体商（PQ，Physical Quotient）。另一个方面是孩子神经系统发育，也就是大脑发育，即俗称的智商（IQ，Intelligent Quotient）；在婴儿与幼儿时期，称之为发育商（DQ，Develop Quotient）。

1 体格与营养

无论什么年龄段的孩子，最常用的衡量体格和营养发育的指标是身高和体重。其他衡量婴幼儿生长发育的常用指标还包括头围、胸围、前囟大小等。

2 身高与体重

不同年龄的儿童，身高体重增长速度不同，不同年龄段的增长指标如下表所示：

表3　不同年龄段孩子身高与体重

年龄	身高	体重
0~1岁	出生时平均身高 50 厘米，1 岁时平均达到 75 厘米；出生前半年平均每月增长 2.5 厘米；后半年平均每月增长 1.5 厘米	出生时平均 3 千克左右，生后 3 个月达出生时 2 倍，1 岁时达出生时 3 倍；出生前半年至少每月增长 600 克；后半年每月增长 200 克~300 克
1~2岁	年增长 10 厘米左右	2 岁时体重达到出生时 4 倍；年增长 2.5 千克~3.5 千克
2岁~青春期前	年增长 5 厘米~7.5 厘米	年增长 2 千克左右
青春期	男孩年增长 9 厘米左右，持续 2~3 年 女孩年增长 8 厘米左右，持续 2~3 年	年增长 4 千克~5 千克，持续 2~3 年

贴心小纸条

　　0~1 岁的宝宝，如果整整 1 个月体重都没有增长，甚至出现减重的现象，家长应及时带宝宝咨询保健医生。1~2 岁的宝宝，如果连续 2~3 个月都没有体重的增加，甚至出现减重的现象，家长应及时带宝宝咨询医生。

3 其他指标

　　● 头围

　　对于 1 岁以内的宝宝来说，头围是衡量生长发育正常与否的另一项重要指标。出生时平均头围 34 厘米，1 岁时达到平均 46

厘米。头围需要专业人员测量，请家长带宝宝到正规保健机构测量。

- 前囟

出生时宝宝头顶部可以摸到的柔软有波动的地方称之为前囟，随月龄增长，前囟渐渐缩小，多在生后 18 个月之内闭合。

4 神经系统发育

神经系统的发育程度可以通过孩子在大运动、精细运动、语言发展、社会适应性和个人社交能力这五方面的表现来衡量。这些能力的测评需要专业人员通过专业测量量表和工具完成。但是家长们可以通过若干关键点初步评测一下宝宝是否正常，如大家常说的"3 翻、6 坐、8 爬、1 岁站"的规律可以用来初步判定宝宝的大运动能力。

贴心小纸条

定期监测智力发育水平，不仅能够判断孩子智能发育是否正常，还有很重要的早教意义。医生根据孩子智能发育评测的结果，可以提出个体化早教建议。

呵护宝宝的听力

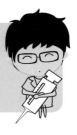

听是接收信息的主要途径之一，良好的听力是孩子获取知识的重要途径。那么，我们如何及时发现孩子的听力问题和如何保护听力呢？

什么情况下需要给孩子做听力检查

- 在新生儿（出生后 28 天之内）和婴儿期（1 岁以内），发现孩子比较安静，对周围声响没有反应。
- 在幼儿期（1~3 岁）出现说话迟钝。
- 在学龄前期和学龄期出现上课注意力不集中，答非所问。
- 孩子主动要求家长大声和他讲话，有紧盯着说话人嘴唇的"读唇"表现。
- 看电视或听收音机时，总是要求开很大声音或者主动离电视或者收音机很近。
- 出现上述情况都应该考虑到听力的问题，需要找专业人员做听力检测。

用什么方法给孩子检查听力

行为测听是常用的低龄儿童听力筛查方法，可以通过摇动有声响的玩具或者在背后轻轻呼唤孩子来测试其听力反应。新生儿听到声音后会出现活动减少、皱眉等反应。3个月以上婴儿会出现明显的扭头寻找声源的反应。专业的测量方法包括用耳声发射仪或者听觉评估仪给孩子进行听力筛查。这两种方法的优点是操作简单，孩子没有痛苦，用时短。如果筛查没有通过，则需要进一步做脑干听觉诱发电位等更专业的检查，以确定是否真的存在听力问题。如果听力确实有问题，还需确定是传导性还是中枢性的听力障碍，以便根据病因及时治疗。

如何保护孩子的听力

保护孩子的听力，需要注意以下几点：

● 避免孕期罹患风疹、巨细胞病毒感染、弓形体病等可能影响胎儿听觉系统发育的疾病。

● 避免给孕妇和低龄儿童用耳毒性药物，如链霉素、庆大霉素、新霉素、卡那霉素、万古霉素等，以及磺胺类药物和水杨酸类药物；儿童药物服用过量或药物过敏也可导致听力减退。

● 不要让孩子长期暴露在噪声很强的环境中，如装修场所、工地等；以及高分贝的音乐（电视、音响），包括一些有高分贝音量的玩具。

● 避免儿童反复罹患中耳炎；避免儿童患腮腺炎。

● 避免儿童颅脑外伤。

即使听力检查正常，孩子仍有注意力不集中、反应慢、人际交流困难以及口齿不清等表现，家长就要注意鉴别，孩子是否有智力发育落后、学习困难、孤独症、口腔发音器官异常和其他疾病等问题。

出生后，医院都会给新生儿进行听力筛查，以便早期发现先天性听力异常，但是出生时听力筛查正常并不代表孩子的听力永久没有问题。随着孩子慢慢长大，有些晚发性或者后天性的听力障碍会慢慢出现。因此，建议每年复查一次听力，平时家长也要多观察孩子对声音的反应，以便尽早发现听力问题。

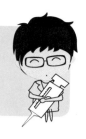

儿童肥胖问题

近年来，宝宝的肥胖现象已经越来越多地引起了许多家长和医生的关注。统计资料显示，中国儿童超重及肥胖者已占 8.1%，这将对儿童今后的体格发育和健康带来极大的影响。

儿童肥胖的危害

宝宝过于肥胖会给他们的成长及将来进入成年后带来许多危害：

● 由于体重过大或体重增长过快，会影响孩子的日常活动，如爬行、走路、跑、跳等。

● 肥胖的婴儿过早站立，容易引起 X 形或 O 形腿等下肢畸形和性发育异常。

● 由于肥胖常常导致活动受限及体形外观不佳，会使孩子产生抑郁或自卑、自闭，影响心理发育。

● 成年易患多种疾病，如肥胖症、代谢综合征、高血压、冠心病、糖尿病等。

婴幼儿期的肥胖，尤其是 2 岁以内的婴儿，他们的肥胖不仅仅是每个脂肪细胞体的增大，还有脂肪细胞数目的增多，所以当他们出现肥胖后，比成年人的减肥更加艰难。

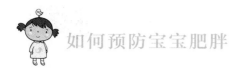
如何预防宝宝肥胖

要想改变宝宝的肥胖状况，首先，宝宝的养育者要转变观念，摒弃以胖娃娃为健康的旧观念。其次，对宝宝的日常生活要加强管理，特别是饮食方面，除了母乳及配方奶粉外，要按不同年龄段为宝宝科学地添加辅食，均衡营养，少甜食，少油腻，少吃油炸食品和少喝碳酸饮料、适当控制零食的量和种类，适当减少热量的摄入。根据年龄段按顿吃饭，而不是宝宝想什么时候吃就什么时候吃，想吃什么就吃什么。家长要改变"想吃什么吃什么"为"该吃什么吃什么"。这一点十分重要。

适合宝宝年龄段的运动对宝宝一生的身心健康影响巨大，13个月之内的宝宝，每天有一定时间的爬行训练有利于消耗身体的热量，是一项很好的减肥和健身运动。爬行对宝宝的智力发育，好奇心、探索精神、自信心的培养，以及注意力、记忆力、观察力甚至视觉的发育都有很大的好处。如果是小婴儿，家长也可以用双手撑着宝宝的腋下，让宝宝学习双腿弹跳。再大一点儿的宝宝也可鼓励他多进行一些户外运动，跑起来、跳起来，运动种类的选择要适合他们的年龄段特点，多练习伸、拉、跑、跳等运动，少练托举的项目以利于长高。总之，要让宝宝减体重就得多多活动，持之以恒，循序渐进。同时要定期到医院的保健科给宝宝进行健康体检，并听取保健医生的建议。

第十六课

宝宝预防
接种须知

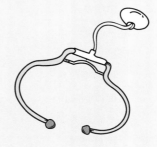

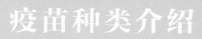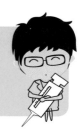

疫苗种类介绍

疫苗是保护宝宝健康的重要武器之一，计划内疫苗（一类疫苗）是国家规定纳入计划免疫程序，宝宝出生后必须进行接种的免费疫苗。计划免疫之外的疫苗俗称为二类疫苗或者自费疫苗。

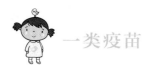 一类疫苗

表4 一类疫苗介绍

疫苗名称	可预防的疾病
乙肝疫苗	乙型肝炎
卡介苗	结核病
脊灰疫苗	脊髓灰质炎（小儿麻痹症）
百白破三联疫苗	百日咳、白喉、破伤风
白破疫苗	白喉、破伤风
麻风二联疫苗	麻疹、风疹
麻腮风三联疫苗	麻疹、风疹、腮腺炎
乙脑疫苗	流行性乙型脑炎
A群流脑疫苗	脑膜炎球菌A群引起的疾病
A+C流脑疫苗	脑膜炎球菌A群或C群引起的疾病
甲肝疫苗	甲型肝炎

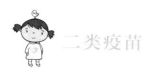 二类疫苗

表5　二类疫苗介绍

疫苗名称	可预防的疾病
水痘疫苗	水痘
B 型嗜血流感杆菌疫苗	由该菌引起的肺炎、脑膜炎及中耳炎等
7 价肺炎球菌疫苗	肺炎球菌性肺炎
23 价肺炎球菌疫苗	肺炎球菌性肺炎
轮状病毒疫苗	秋季腹泻
流感疫苗	流行性感冒
水痘疫苗	水痘

 北京市免疫规划疫苗免疫程序

表6　一类疫苗接种时间

年龄	卡介苗	乙肝疫苗	甲肝疫苗	脊灰疫苗	无细胞百白破疫苗	麻疹疫苗	麻风疫苗	麻腮风疫苗	乙脑减毒活疫苗	流脑疫苗
出生	●	●								
1 月龄		●								
2 月龄				●						
3 月龄				●	●					
4 月龄				●	●					
5 月龄					●					
6 月龄		●								●
8 月龄							●			
9 月龄										●
1 岁									●	
18 月龄			●		●			●		
2 岁			●						●	

年龄	卡介苗	乙肝疫苗	甲肝疫苗	脊灰疫苗	无细胞百白破疫苗	麻疹疫苗	麻风疫苗	麻腮风疫苗	乙脑减毒活疫苗	流脑疫苗
3岁										● （A+C）
4岁				●						
6岁					● （白破）			●		
小学四年级										● （A+C）
初中一年级		●								
初中三年级					● （白破）					
大一进京新生					● （白破）	●				

贴心小纸条

给宝宝接种疫苗是为了帮助宝宝免受多种常见的传染性疾病，如乙型肝炎、甲型肝炎、麻疹、风疹、腮腺炎等的侵袭。通过接种疫苗，可以使宝宝产生对这些疾病的免疫力，保护宝宝健康成长。

疫苗接种前有以下注意事项：

• 接种疫苗前一周要精心照顾宝宝，避免出现感冒等不适症状；如宝宝有不适症状，应等康复后再接种疫苗。

• 如果宝宝在近期患有呼吸道、消化道或是过敏性疾病，可暂缓疫苗接种。待疾病痊愈一周左右，再安排接种疫苗，以免因为接种疫苗加重或使现患疾病复发。

• 接种疫苗前，父母应向医生如实告知宝宝身体状况。

• 接种口服疫苗前半小时不能吃奶、喝热水，如口服脊灰糖丸（脊髓灰质炎减毒活疫苗糖丸）。

疫苗接种后有以下注意事项：

• 接种任何疫苗（注射和口服）后，宝宝应在医院留观 20~30 分钟。

• 注射接种疫苗后，建议 24 小时内保持接种部位干燥清洁，不要洗澡。

• 接种疫苗后宝宝容易出现免疫力的波动，对外界病原体抵抗力下降，所以建议宝宝多饮白开水、充分休息、避免剧烈运动、均衡饮食。这样有利于减少预防接种不良反应的发生和预防感染其他病原体。

• 接种口服疫苗后半小时内不能吃奶、喝热水，如口服脊灰糖丸（脊髓灰质炎减毒活疫苗糖丸）。

• 接种后，父母应密切关注宝宝，监测体温注意有无发热，注射部位有无异常反应。如果出现预防接种的可疑不良反应（如发热、接种部位红肿等），请及时与保健医生联络。

巧妙选择二类疫苗

1 体质虚弱的宝宝可考虑接种的疫苗

流感疫苗：对 6 个月以上、经常患感冒、肺炎等感染性疾病，抵抗力差的宝宝，一旦流感流行，容易患病，家长应考虑接种。

肺炎疫苗：因为肺炎是由多种细菌、病毒等微生物引起，仅靠某种疫苗预防效果有限，一般健康的宝宝不主张选用，但体弱多病的宝宝应该考虑选用。

 流行高发区应接种的疫苗

B 型流感嗜血杆菌混合疫苗（HIB 疫苗）：世界上已有 20 多个国家将 HIB 疫苗列入常规计划免疫。5 岁以下宝宝容易感染 B 型流感嗜血杆菌。它不仅会引起小儿肺炎，还会引起小儿脑膜炎、败血症、脊髓炎、中耳炎、心包炎等严重疾病，是引起宝宝严重细菌感染的主要致病菌。

轮状病毒疫苗：轮状病毒感染是 3 个月~2 岁婴幼儿病毒性腹泻最常见的原因。接种轮状病毒疫苗能避免或减轻由于轮状病毒感染引起的严重腹泻，即俗称的秋季腹泻。

狂犬病疫苗：其发病后的死亡率几乎 100%，世界上还未有一种有效的治疗狂犬病的方法。凡被动物咬伤或抓伤后，都应立即注射狂犬病疫苗。

 即将上幼儿园的宝宝考虑接种的疫苗

水痘疫苗：水痘有较强的传染性，在集体环境的传染尤其迅速。水痘疫苗对水痘有很好的预防作用。因此，对即将上幼儿园或者参加集体活动（如亲子班、早教班）的宝宝建议接种水痘疫苗。

哪些宝宝应避免或推迟接种疫苗

- 发热、患急性传染病或其他疾病者。
- 患免疫缺陷症、接受免疫抑制剂治疗者。
- 有过敏史，对疫苗成分过敏者。
- 有癫痫、神经系统疾病及惊厥史者。
- 脏器功能不全者。
- 重症慢性病患者。
- 不同疫苗的禁忌证不尽相同，应以各疫苗禁忌证说明为准。

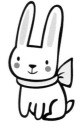

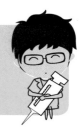

疫苗接种后的反应

疫苗虽经灭活或减毒处理，但对机体来说毕竟是一种异体物质，有一定的刺激作用。接种反应其实是人体的一种自我保护。

 疫苗接种的正常反应

局部反应有轻度肿胀和疼痛。百白破疫苗接种后，宝宝接种部位出现硬结就是疫苗中的吸附剂成分接种后常见的现象。全身反应有发热和周身不适，一般发热在 38.5 摄氏度以下，持续 1~2 天均属正常反应。

无论局部还是全身的正常反应一般不需要特殊处理，注意让宝宝多喝水、多休息、吃些富有营养又好消化的食物即可平安度过。

有时会赶上接种疫苗刚好和其他病偶合的情况，只有仔细地观察和分析才可鉴别。万万不可以看到接种后发热就只想到接种反应，遗漏了原发病造成误诊。

 疫苗接种的异常反应

异常反应包括：局部感染、无菌性脓肿；晕针、癔症；皮疹、血管神经性水肿、过敏性休克等。

遇到晕针、过敏性休克应立即让宝宝平卧。如果是晕针反应可以给予口服糖水；如果出现休克应立即联络医生进行紧急处理。出现过敏性休克的一般表现是：接种后短时间内宝宝面色发白、四肢发凉、出冷汗、呼吸困难，甚至神志不清、惊厥等。

无论正常反应或异常反应，在大规模的人群接种中客观上是不能完全避免的，但是可以通过儿童家长主动向医生提供个体健康状况及禁忌证来减少上述两类反应的发生。同时，儿童家长要正确认识预防接种的异常反应，一旦发生正确处理，尽早向接种单位报告，及早采取相应治疗措施以减小危害。

贴心小纸条

国外和国内疾病流行情况不一样，所以预防接种也不一样，正因为在中国仍有上述疾病流行，中国政府才把这些疫苗纳入常规免疫接种计划。如果宝宝要在国内常驻（3个月以上），家长们就应该考虑为宝宝补种这些疫苗。另外，如果您的宝宝要在国内幼儿园和学校就读，常被要求提供预防接种记录，如果没有接种上述疫苗，也牵扯到补种的问题。具体补种事宜，可以向有经验的保健医生咨询。

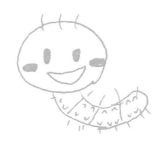

流感疫苗的接种问题

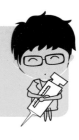

　　流感是一种传播能力极强的传染性疾病。我国每年都会有 10% ~ 20%的人感染流感，而在儿童、老年人和慢性疾病患者人群中，其发病率更是高达 30% ~ 40%。其中，儿童是流感发病率最高的人群。

　　患者感染流感，通常会出现发热、头痛、疲倦、干咳、喉痛、流涕和肌肉酸痛等不适症状。若患者为儿童，则还会伴有恶心、呕吐、腹泻等症状。

 如何避免秋季流感

　　对于儿童来说，预防流感的最有效的方式就是接种流感疫苗。通过接种流感疫苗，可以使宝宝的身体具有抵抗流感病毒的能力，从而大幅度降低了感染流感的概率。

　　虽然流感疫苗现在还不能预防所有的流感病毒，但其可以大幅度降低患感冒的概率、及时防止流感病症的加重以及有效缩短患病治疗的时间。世界卫生组织（WHO）和美、中疾病控制中心共同指出：流感疫苗是目前世界公认的预防季节性流感唯一且最为有效的措施，特别是对儿童而言，其保护效果可达到 80% ~ 90%。

如果你的孩子符合以下条件之一，那么属于感染流感的高危人群，需要接种流感疫苗。

- 年龄在 6～59 个月的宝宝。
- 免疫力弱的宝宝。
- 患有哮喘或是肺部其他疾病的宝宝。
- 患有先天性缺陷心脏病且需要药物或手术治疗的宝宝。
- 患有肾脏疾病的宝宝。
- 患有糖尿病或是其他代谢类疾病的宝宝。
- 患有镰刀型细胞贫血症的宝宝。
- 患有青少年类风湿性关节炎或是需要服用阿司匹林的宝宝。

如果你的孩子符合下面条件之一，则不能接种流感疫苗。

- 对鸡肉或鸡蛋等严重过敏者。
- 对以往接种的流感疫苗严重过敏者。
- 格林巴利综合征患者。
- 年龄不满 6 个月的婴儿。

贴心小纸条

重要提示：家长如果仍然不清楚自己的孩子是否可以接种流感疫苗，那么请务必在为孩子接种疫苗之前咨询医生！

流感疫苗接种的时间问题

为了更有效地预防流感，流感疫苗应每年接种 1 次。由于流感病毒每年都会发生变异，流感疫苗每年也会因流行毒株的不同而不同，所以只有每年都接种当年的流感疫苗，才能达到最佳的免疫效果，产生良好的免疫能力。

针对流感病毒特有的易变异性，世界卫生组织和国家传染疾病控制中心都会对每年的流感进行监测，推测出明年将会出现哪些类型的流感。然后根据推测结果，确定明年流感疫苗配方，并将配方交由疫苗制造商生产投放。

为宝宝接种流感疫苗的最佳时间为 10 月和 11 月。流感季节通常是指秋冬交替时节，而疫苗一般在九、十月就开始上市了。所以专家强烈建议：家长最好是在流感季节到来之前，即 10 月与 11 月，带宝宝接种流感疫苗，从而使宝宝有足够的免疫力，以抵抗即将到来的流感。疫苗会在接种两周后起效。但专家也提示，为宝宝接种流感疫苗，什么时间都不算晚！

流感疫苗接种后的副作用

事实上，流感疫苗的副作用很小。大多数人在接种流感疫苗后，除注射处会感到一两天的酸痛外，通常是没有其他副作用的。

比较常见的不适反应有：

- 注射处疼痛。
- 乏力。
- 低烧。

不适反应会在 1~2 天后消失，但如果接种后出现以下反应：

- 严重肿胀。

- 呼吸困难。

- 无知觉。

这些为严重的过敏反应，请迅速就医或拨打急救电话，以免发生生命危险。

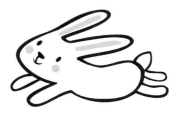

- ★ 擦　伤
- ★ 裂　伤
- ★ 挫　伤
- ★ 骨　折
- ★ 烫　伤
- ★ 犬咬伤
- ★ 溺　水

第十七课

儿童常见外伤家庭急救

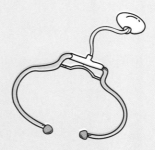

擦 伤

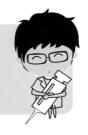

擦伤，俗称"擦破点皮"，是指皮肤表层被擦破，有少许渗血。擦伤面积较大时，看上去红一大片，但家长不必担心，因为实际的出血量非常少。

宝宝猛跑摔倒造成的膝擦伤是最多见的擦伤类型。

孩子擦伤后最需要做的治疗是清洁伤口创面，因为脏东西的嵌入可能会引起感染。

第一步：用干净水（如医用生理盐水、纯净水、蒸馏水、矿泉水）冲洗创面，去掉皮肤表面的脏东西。

第二步：用温肥皂水或20%浓度的软皂液清洗创面周围皮肤。

第三步：冲洗干净后，在创口表面涂抹络合碘。让伤口自然暴露在空气中，等待愈合。

若伤口较大或处理后仍有渗出，则需用无菌或医用纱布简单包扎。当然大多数擦伤不经治疗便会结痂，为最好的自然愈合方式。这种情况不建议使用创可贴。

贴心小纸条

小而浅的擦伤在家自行处理就可以。如果伤口大而脏，没办法自己清除脏物则需到医院治疗。

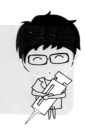

裂　伤

裂伤，俗称"磕破个口子"。裂伤的伤口比较深，皮肤全层裂开，出血比较多。宝宝的头撞到桌角导致头皮磕破，跑跳摔倒后口腔内被硌破，或手指被锐器割伤是较常见的裂伤。

家庭急救措施

大多数裂伤需要到医院治疗，但是在此之前要先给宝宝止血。止血的方法分三步：盖、压、包。

● 第一步——盖：若是小伤口用创可贴贴住即可；若伤口较大，可用无菌纱布、卫生巾或干净毛巾盖住。但是，不要用棉花或卫生纸敷盖伤口，以免棉花纤维及纸屑与伤口粘连，不易清洗；也不要在伤口上涂抹药膏、药粉。

● 第二步——压：用手直接压住已盖好的出血处，压 10～20 分钟。出血多的时候，用手指压住伤口处接近心脏端的动脉，阻止出血。

表7　宝宝裂伤止血方法

宝宝出血部位	止血方法
手指出血	父母用食指攥住出血手指根部两侧，适当用力
手掌出血	抬高宝宝出血手，父母攥住其腕部，适当用力
前臂出血	抬高宝宝出血前臂，父母攥住其肘上部，适当用力

● 第三步——包：用急救绷带、胶布把伤口包扎好即可。

止血做完后，最好带宝宝去医院检查，让医生判断是否需要缝合及打破伤风针。

挫　伤

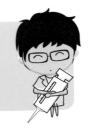

挫伤，俗称"瘀青""血肿"。外表看皮肤是完整、没有伤口的，但皮下组织已经损伤，导致皮肤表面出现瘀青或血肿。宝宝不慎跌落时造成的头皮血肿是最为常见的挫伤类型。

家庭急救措施

● 宝宝发生挫伤之后 24 小时之内，应冷敷受伤部位。用冰水浸湿毛巾后湿敷于瘀青处，也可以使用急救包中的冰袋。

须注意：受伤初期家长在使用冰块外敷即可，不建议按揉。一方面按揉会使皮下血管扩张，增加出血量，使肿块增大；另一方面，由于按揉位置不准确、用力不均，会使症状加重。

● 24 小时之后，可以用中药外敷，以驱散瘀血，如红花油、肿痛灵等；并抬高患处。

贴心小纸条

宝宝发生挫伤通常不用去医院治疗，不过出现血肿时，要在 24 小时内做冷敷处理。

家庭急救包

物品齐全的急救包是每个家庭的必备品，尤其是有宝宝的家庭。遇到意外伤害时，掌握基本急救知识、迅速采取急救措施、正确使用急救用品，能在很大程度上争取时间、减少伤残、避免死亡。

急救包内分为：敷料、消毒物品、绷带、外用药、口服药、夹板、其他，共 7 个区域，提供了外伤常用必备药品、物品及儿科急症基础常用药，同时配有物品明细单（帮助核对清查与及时补全）和使用指南（保证安全用药）。

表 8　擦伤、裂伤、挫伤急救药物

	擦伤	裂伤	挫伤
急救所需药物	医用生理盐水、络合碘、纱布或医用绷带，20%浓度软皂液	创可贴、急救绷带和胶带	冰袋、祛瘀外用中药

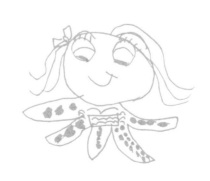

骨　折

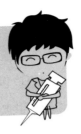

　　宝宝活泼好动，在游戏玩耍时，很容易发生意外情况，导致骨折。据统计，儿童骨折约占骨科病人的 1/3。所以，当宝宝在家玩耍时，万一发生意外骨折，家长们一定要知道如何实施家庭急救。

　　骨折一般可分为开放性骨折和闭合性骨折。开放性骨折即骨的断端已露出皮肤外，这类骨折在儿童骨折中很少见；闭合性骨折为皮肤完好无损类骨折，往往容易因家长的不当施救与护理，而加重病情。

 ## 宝宝骨折的危险区

1 地上的障碍物

　　刚学会走路的宝宝行走不稳，既掌握不好方向，又掌握不好速度。如果室内地上摆放着物体（如小板凳、玩具、脸盆等）不慎被宝宝撞到，很容易绊倒或刮倒宝宝，严重者可能造成骨折。

2 家具及窗户

　　宝宝大多喜欢在椅子、沙发、窗台这些地方爬上爬下，探索世界，但这些动作潜藏着极大的安全隐患。如果宝宝的脚踩得不稳，便很容易摔落，甚至骨折。

3 台阶

已经会双脚跳的宝宝，在下楼梯时喜欢往下蹦，但此时踝关节放松，身体向下蹦时冲力较大，而台阶棱的接触面小且滑。如果刚好跳在棱上，宝宝就会从台阶上摔落，轻者导致崴脚，重者可能下肢骨折。

4 浴室

浴室内的地面坚硬并且容易摔滑。在这种场所一旦摔倒，由于宝宝没有穿长衣、长裤，从而也就没有了可以缓冲撞击的保护，所以后果通常会比较严重。

 判断孩子骨折的方法

● 如果宝宝从 1 米以上的高度坠落或摔下，发生骨折的概率极高，应高度警惕摔伤后是否骨折。

● 如果宝宝受伤的身体部位不能活动，应考虑是否骨折，比如上肢骨折通常不能抬臂，下肢骨折则完全不能站立。

● 如果宝宝受伤的身体部位出现肿胀，能看见有异常的折角、隆起、青紫和瘀血，则有骨折的可能。

● 如果出现骨折，宝宝一般拒绝父母触摸受伤处，一旦触摸便会引起宝宝的剧烈哭闹。

拨打急救电话 120

在为宝宝做骨折急救前，应先拨打急救电话 120，电话中父母应向急救人员说明宝宝如何受伤、哪里受伤，以及现在的状况，并按照急救人员的指示为宝宝实施救护。

如果宝宝发生特殊类型的骨折，比如锁骨骨折或脊椎骨折等，家长一般无法进行骨折急救，需要等待急救人员的到来。与此同时，如果受伤处或其他部位流血，应立即为宝宝止血，避免失血过多。尽最大可能不要移动宝宝的身体或受伤部位。

骨折和流血，一定要先止血

用消毒纱布按压住宝宝出血的部位 5~10 分钟，直至不再流血。

骨折的现场处置：制动

骨折的现场处置，最关键的就是"制动"。制动是指利用支撑物达到制止身体某部分活动的目的。支撑物包括甲板、石膏、牵引、绷带等。制动的作用是固定患处，减少疼痛，缓解或预防进一步损伤。

身体各部位的制动方法

●手指骨折：把支撑物放置在手指的弯曲侧，不要试图将宝宝弯曲的手指扶直。

用绷带或布条将手指和硬纸板固定在一起。如果找不到硬纸板，也可用邻近那根没有受伤的手指与受伤的手指包扎在一起。

●手掌骨折：把支撑物放置在宝宝的手背上或手掌侧腕关节，然后用绷带或布条固定。

●足部骨折：把支撑物放置在宝宝足底部，用绷带或布条固定；也可将宝宝所穿的鞋作为支撑物，用绷带或布条固定。

●上肢骨折：把支撑物放置在宝宝前臂内侧或上臂外侧，再用绷带或布条把手臂和支撑物固定在一起。用三角巾将孩子受伤的上肢吊在胸前。

●下肢骨折：将支撑物放置在宝宝受伤腿部的后侧或外侧，用三角巾、布条或绷带将孩子的伤腿与支撑物固定在一起；也可把宝宝没有受伤的那条腿与伤腿用三角巾固定。至少固定 3 道，以避免骨折处移动。

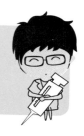

烫　伤

　　烫伤是低龄儿童的常见伤害，其中高温液体烫伤占90%，原因主要为小儿无意中碰落盛有热水的容器。烫伤在儿童早期发生率最高，主要为1～4岁，最严重的烫伤发生在蹒跚学步时，该年龄段50%的儿童需要住院治疗。

 烫伤的现场急救步骤

　　●**冲**：迅速用流动的自来水冲洗烫伤部位至少10分钟，以快速降低皮肤表面热度。用冷水处理创面可以中和烫伤皮肤内残存的热量，减轻进一步的热损伤，使创面迅速冷却下来。

　　●**脱**：多数家长会马上脱掉宝宝身上的衣服以查看伤势，这一点是应该的。但多数家长由于此时已心慌意乱，在脱衣服时往往是胡乱扯下宝宝的衣服，尤其是手臂烫伤时扯下衣袖，在这样的处理中由于衣物对烫伤表皮的摩擦，常会加重烫伤皮肤的损害，甚至会将受伤的表皮拉脱，因此要在充分泡湿后，再小心除去衣物，必要时可以用剪刀剪开衣服，并暂时保留黏住的部分。尽量避免将伤口的水疱弄破。

　　●**泡**：继续浸泡于冷水中30分钟，可帮宝宝减轻疼痛及稳定情绪。但若烫伤面积大或孩子年龄较小，则不必浸泡过久，以免体温下降过度，或延误治疗时机。

　　●**盖**：用食物保鲜膜覆盖创面，或用无菌纱布覆盖。勿任意涂上外用药或民间偏方，这些东西可能无助于伤口的复原，并且容易引起伤口感染，其凝结物会粘连伤口，还会增加医生处理创面的难度，影响医护人员的判断和紧急处理。

●**送**：除I度烫伤可以自行处理外，其他情况最好送往邻近的医院做进一步的处理。若伤势较大，则最好转送到设置有烫伤中心的医院治疗。

贴心小纸条

I度烧伤——红斑，如阳光晒伤，表皮受伤，创面红肿，剧痛，3~5天愈合，不留瘢痕。

II度烧伤——水疱，浅II度，14天愈合，无疤痕。深II度，21天以上愈合，留瘢痕。

III度烧伤——焦痂，皮肤全层损伤，需植皮。

烧伤面积识别：手掌法（病儿手掌面积含五指合并部位，约相当于其身体表面积的1%）。

犬 咬 伤

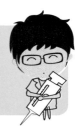

　　儿童受到的咬伤主要由宠物造成的。1/3 的咬伤发生在儿童与宠物狗玩耍的时候。

　　狂犬病是一种由狂犬病病毒引起的人畜共患病，病毒由伤口进入体内，经血液循环侵入大脑，会损坏中枢神经，一旦发病死亡率高达100％。如果被动物如狗、猫等咬或抓后，只要皮肤确实未被咬破，狂犬病毒是很难通过完好无损的皮肤侵入机体的，但如果皮肤上留有动物的牙印痕迹，家长们就不能麻痹大意。因为动物牙印就意味着宝宝受到了我们肉眼看不到的皮肤损伤。在这种情况下，狂犬病毒就有可能顺着牙印侵入人体。因此，应立即对宝宝被咬部位进行消毒处理，用肥皂水彻底清洗有牙印的部位。

 犬咬伤后家庭处理步骤

　　●家长们应立即清洗宝宝的伤口，在咬伤后几分钟内迅速用流动的自来水或肥皂水（3％~5％肥皂水）对伤口进行清洗消毒。

　　●随即压迫止血，用无菌纱布覆盖创面轻压止血。

　　●然后到医院注射狂犬疫苗和破伤风预防针及进行清创缝合。

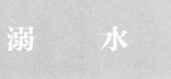
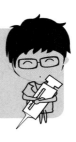

溺　　水

什么是溺水？

　　溺水，即在水中或其他液体中窒息。溺水使人气道关闭，以防止水进入肺部，同时阻挡空气进入肺部，受害人因得不到呼吸所需的氧气，最终昏迷和死亡。通常水会先进入胃部，只有当受害人在水中昏迷了一段时间后，肺部才充满水。在一个人濒临溺水死亡的紧急情况下，有效的急救措施很有可能挽回他的生命。成年溺水者即使已浸泡了一段时间，他还是有希望被救活，但对于孩子来说，即使很浅的水都有可能夺去他们的生命。

　　溺水的诱因有很多。例如，在浴缸和池塘边对孩子的看护疏忽；在划船或游泳前饮酒也会酿成大祸；游泳技能不高，突然发生恐慌；陷入薄冰中；抽搐；自杀；等等。

　　溺水导致的生理改变首先是大脑缺氧，紧接着就是直接的肺部损伤。

溺水的症状和体征

　　溺水的症状大致包括：腹胀；脸部发青尤其是嘴唇周围，皮肤苍白、冰冷；神志不清或无意识；咳出粉红色、泡沫状的痰液；情绪烦躁，嗜睡；呼吸困难，表浅的呼吸或没有呼吸；脉搏微弱或没有；发绀（皮肤发蓝），躁动，胸部疼痛；呕吐；等等。

如何接近溺水者

扔一个带漂浮物的绳子，用一根长竹竿，或用独木舟将溺水者拖上岸边。不要把溺水者拖到船上，因为这样做很可能会翻船。 如果你想游泳过去施救，要从溺水者的身后游过去。 抓住溺水者的衣服，或用手臂托起溺水者的脖子，使其脸部露出水面，同时你要尽量将溺水者的颈部背部保持垂直，当你无法确定溺水者是否有颈部受伤的时候，保护颈部尤为重要。 最好能让溺水者躺在一块浮着的木板上，将其拖到岸上。

如何接近掉入冰中的溺水者

要用一根绳子或竹竿来把溺水者拖上岸，不要在冰上走。 避免溺水者从冰的边缘往上爬，这样会使更大的冰面破裂。 假如溺水者已丧失意识，在你的腰上绑好绳子，把绳子的另一端固定好，然后俯卧在冰上，滑至溺水者附近进行救助。 在人多的情况下，可以组成一条人体链，每个人都俯卧在冰上，慢慢地接近溺水者。

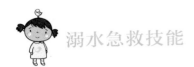

溺水急救技能

● 溺水急救的关键环节是让溺水者尽快得到氧气,同时不对其颈部造成任何伤害。假如溺水者已经没有呼吸,即使还在水里,施救人员也要在最短的时间内进行人工呼吸。在向岸边移动的过程中,给溺水者每5秒做一次人工呼吸。假如气道阻塞,可用哈姆立克急救法来排除气道异物。

哈姆立克急救法是从后边环绕住溺水者,一手攥拳,用大拇指一侧放到溺水者的胃部,用另外的一只手盖住攥拳的手,用力向上和向里按压胃部。持续按压直到异物排出。使用哈姆力克急救法要加倍小心,只有确定溺水者的气道被阻塞了,并且无法实施人工呼吸时,才使用哈姆力克急救法来清除气道异物。一般的溺水者不需要大量的空气来维持生命。在肺部的水还没有清除之前,人工呼吸已足够满足一位溺水者的氧气需求。另外,如果使用哈姆立克法不当,会使得溺水者发生呕吐,从而引起误吸。胸腔按压在水中是很难做到的。

● 一旦将溺水者救到了岸边,要重新评估他的呼吸及脉搏。假如溺水者有呼吸和脉搏,同时没有颈部受伤迹象,把溺水者放置恢复体位(左侧位),这样不仅有助于呼吸,还可以使流入体内的水排出。假如溺水者没有呼吸,开始实施心肺复苏(人工呼吸和胸腔按压),并且持续做心肺复苏直到急救人员到达现场或溺水者意识恢复。

● 假如怀疑溺水者有颈部及背部的损伤,一定要固定好损伤部位,避免不必要的移动。

● 体温过低是溺水者常出现的症状,可脱去溺水者身上的湿衣服,给其盖一层暖和的被子。如果体温过低问题没有缓解,会引起呼吸及脉搏的减弱,最终将导致死亡。假如施救者不能将湿衣服脱掉,那么就直接加盖棉被及其他保暖物。将头部也盖住,避免热量流失,同时要保证其呼吸空气的流通。如果可以,想办法使周围环境升温。

● 溺水者很容易发生呕吐,一定要严密观察。假如在施救过程中溺水者出现呕吐现象,迅速将其放置侧位,面部冲向施救者,施救者需要清理其呕吐物,然后将其放回至仰卧位,重新开始人工呼吸。假如溺水者意识清醒,但感觉不舒服,协助其坐起来,以排出呕吐物。千万不要试图帮助溺水者排出肺部的水或是进行腹部按压。肺部通常进入的都是少量的水分,但是当施救者实施腹部按压时,会增加溺水者呕吐误吸的现象。

● 在急救人员到达之前,一定要将溺水者放置恢复体位。有一点需要注意,溺水通常都会对呼吸道造成很大的损伤,假如肺部有水,会引发肺炎,最坏的是引发一种叫"晚溺水"的症状。因此,任何溺水者都要在第一时间去看医生。虽然溺水者在较短时间内就恢复身体状况,但日后肺部的并发症却很常见。

● 即使在溺水后没有什么不良症状,也须在急诊部门留观 6~12 小时,并且 1~3 天之后复诊。

贴心小纸条

对溺水者的医疗救护内容

● 假如没有呼吸,立即开始心肺复苏。

● 给氧治疗。

● 气管插管(假如溺水者不能进行自主呼吸)。

● 加热过的静脉输液治疗,对体液的补充、低血压和体温升高有很大好处。

● 插胃管可以减轻腹胀,同时减少呕吐现象。

● 颈部固定。

● 假如溺水者的心肺功能都不稳定,要进行导管性的生命体征监测。

● 扩张气道用药来解气道痉挛。

● 用抗生素来治疗肺部感染。

● 用激素药物来降低肺部炎症。

● 治疗体温过低及晕厥症状。

● 有一些潜水员的压迫性疾病需要用到高压氧舱。

● 为溺水患者及其家属提供支持。

 ## 溺水的预防

● 划船时禁止喝酒。

● 认真阅读安全须知。

● 参加游泳训练。

● 绝不让宝宝单独一个人游泳或自己在池塘边玩,即使孩子的水性很好。溺水通常都发生在当家长不以为事或者需要走开"仅仅一分钟"去接电话或开门的时候。

● 不要将水龙头开放之后就离开,这样很危险。

● 卫生间应该配备儿童用的马桶垫。

● 池塘或温泉都应该有栅栏围起来。假如孩子在池塘附近丢失,立即检查池塘。

★ 如何判断病情

★ 脱水、头颅外伤、哮喘或喘息、腹泻、感冒、耳感染、咽痛、便秘、眼睛感染、咳嗽、哮吼（急性犬吠样咳嗽）的就医指南

第十八课

儿科常见症状的就医指南

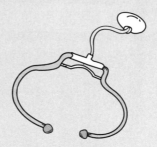

如何判断病情

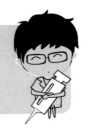

　　有时候宝宝表现为嗜睡或淡漠、烦躁,严重程度比体温高热更严重。宝宝的精神状态不好,会影响父母对宝宝病情的观察。退热剂不可能将体温完全降至正常,但可以使体温有所下降。必须牢记,对有些宝宝来说,严重的病情不一定都会发热。

　　仔细观察宝宝,如果有以下情况可能意味着宝宝的病情不太严重:

- 小宝宝可以咿咿呀呀发音、眼神灵活、微笑或找玩具。

- 宝宝会专心地玩游戏、微笑或到处走动。

- 学龄前宝宝会专注地做一些比较安静的活动,如画画、涂色、阅读。

- 尽管已经给宝宝进行了降温处理,还出现下列情况,意味着宝宝的病情可能比较严重。

- 小宝宝双眼无神,拒绝哺乳、哭闹且不易被安抚。

- 宝宝不愿意玩耍,无法安抚的哭闹、呻吟,精神较弱、睡眠时翻来覆去不踏实或者睡眠时不易被唤醒。

- 学龄前宝宝不愿意说话、不愿意和他人交流或不愿意起床。

- 一直嗜睡,不愿意活动或者不易被唤醒。

脱水的就医指南

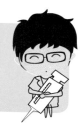

呕吐、腹泻是引起宝宝脱水的常见原因,其他原因如高热、进食少也容易引起脱水。在家照顾生病的宝宝要格外注意宝宝有无脱水的征象。

严重脱水的表现包括倦怠(看起来非常无力、虚弱)、嘴唇和舌头干燥发黏,哭时无泪或眼泪很少、眼窝凹陷、皮肤颜色发花、超过 8~10 小时无尿。小宝宝的前囟门可能会凹陷、哭声低弱、吸吮母乳或奶嘴无力。如果出现这些严重脱水的表现,需要立即到急诊室就诊。

轻度脱水的表现包括嘴唇干燥但口腔内的黏膜湿润,易烦躁但还是能交谈或间断地游戏。排尿的频率和每次的尿量会较平时减少。宝宝出现轻度脱水的表现需要严密观察,如果还能够饮水,症状逐渐缓解可以继续观察,否则就要及时到医院就诊。

头颅外伤的就医指南

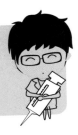

出现以下情况需要去急诊就诊

- 宝宝受伤后意识丧失或不能被唤醒。

- 受伤后呕吐 2~3 次,特别是宝宝精神不好。

- 定向力障碍或行为异常。

- 双侧瞳孔不等大(往往是严重头外伤的最后表现)。

- 在非睡眠时间宝宝嗜睡明显。

- 在非睡眠时间不易唤醒。

- 看起来较严重的机械性头颅外伤(例如从较高的地方跌落)。

- 在头颅外伤的部位出现轻微的颅骨向下凹陷。

出现以下情况可预约门诊

- 伤后 48 小时仍有头疼、恶心或眩晕。

贴心小纸条

头颅外伤后的家庭观察

　　大部分轻度头颅外伤的宝宝可以在家观察。白天要注意宝宝的行为和呕吐情况。如果宝宝瞌睡,试图将宝宝短期唤醒以便观察宝宝的表现之后再让宝宝入睡。当宝宝瞌睡时间比平时长时尽量将其唤醒。睡眠时间出现的外伤应该先观察一会儿再让宝宝入睡,宝宝应该每 3~6 小时被唤醒一次,唤醒的频度取决于睡觉前宝宝的状态和受伤的严重程度。

哮喘或喘息的就医指南

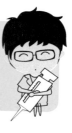

出现以下情况需要去急诊就诊

- 中度或严重的呼吸困难。

- 嘴唇颜色发紫。

- 有可能有食物或异物进入气管。

- 喘息伴有荨麻疹或怀疑食物或药物过敏,伴有呼吸困难或咳嗽。

- 伴有脱水的表现。

- 小于 3 个月的宝宝。

出现以下情况可预约门诊

- 首次发生的轻度喘息不伴有呼吸困难。

- 有哮喘病史的宝宝用常规药物无效或伴有轻微的呼吸困难。

- 伴有其他症状如耳痛、咽痛。

- 伴有发热。

- 喘息影响睡眠。

腹泻的就医指南

出现以下情况需要去急诊就诊

- 伴有中度、重度脱水的征象。

- 血便。

- 暗红色"果酱样"便。

- 严重的持续性腹痛。

- 怀疑有食物中毒。

- 淡漠、嗜睡、不易唤醒、精神不好。

出现以下情况可预约门诊

- 宝宝目前正在应用可能引起腹泻的抗生素或最近刚用完一个疗程的抗生素。

- 中度以上的腹泻但不伴有脱水。

- 便中有黏液或脓液。

- 伴有发热。

- 轻度腹泻但已超过 1 周。

- 接触过感染性腹泻患者后出现腹泻的。

- 怀疑有食物过敏。

- 小于 3~4 个月的宝宝。

- 腹泻经过食疗 24 小时仍然不缓解。

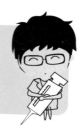

感冒的就医指南

出现以下情况需要立即去急诊就诊

- 尽管吸鼻腔了但呼吸困难没有改善,特别是小于 4 个月的宝宝。

- 由于呕吐或不能进食出现脱水的表现。

出现以下情况可预约门诊

- 流涕超过 7 天不愈,特别是症状进行性加重。

- 鼻子下方的皮肤由于流涕变得发红。

- 眼睛出现黄色分泌物。

- 耳痛或咽痛明显。

- 超过 3 天的低热或高热。

- 4 个月以下的小宝宝伴有进食困难。

- 怀疑鼻腔内有异物。

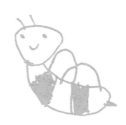

耳感染的就医指南

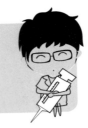

出现以下情况需要去急诊就诊

- 严重的耳痛。

- 有过鼓膜穿孔的历史。

- 颈部发硬。

- 耳后部位发红、肿胀和触痛(乳突炎的表现)。

- 看起来虚弱、精神差。

出现以下情况可预约门诊

- 耳痛伴有发热、睡眠不安、耳朵有分泌物、食欲差、拒乳、夜惊。

- 近期有游泳史或牵动耳垂后耳痛。

- 宝宝有耳部感染,已经服用抗生素治疗 48 小时后仍然还有明显的耳痛。

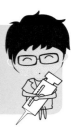

咽痛的就医指南

出现以下情况需要去急诊就诊

- 宝宝流口水、吞咽困难。

- 非鼻塞的原因导致宝宝出现呼吸困难。

- 精神不好。

- 血尿或茶色尿。

出现以下情况可预约门诊

- 咽痛超过 3 天。

- 伴有中度以上的发热。

- 最近接触过链球菌感染的患者。

- 从下腹部开始出现的红色、细小、砂纸样皮疹。

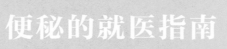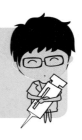

便秘的就医指南

出现以下情况需要去急诊就诊

- 严重的持续超过 2 个小时的腹痛。

- 宝宝看起来精神不好。

- 新生儿吃奶差或有脱水表现。

母乳喂养的新生儿每日大便少于 3~4 次,要警惕奶量不足。

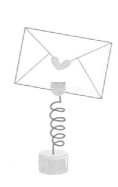

眼睛感染的就医指南

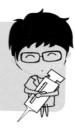

出现以下情况需要去急诊就诊

- 眼睑肿胀伴有眼睑发红。

- 有直接或钝器的眼外伤的历史。

- 视物模糊,特别是创伤后。

- 持续地流泪、眨眼或眼痛。

- 眼内可能有异物。

出现以下情况可预约门诊

- 眼睛有黄色分泌物。

- 眼红超过 3 天。

- 持续的眼痒伴有分泌物。

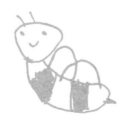

咳嗽的就医指南

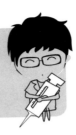

出现以下情况需要去急诊就诊

- 伴有中度以上的呼吸困难。

- 呼吸加快或咳嗽时气喘。

- 宝宝烦躁、气喘。

- 咳嗽时宝宝口唇、舌头、甲床青紫。

- 咳嗽后伴有粉红色的痰。

- 持续的胸痛。

- 淡漠、嗜睡或不易被唤醒。

- 怀疑吸入异物、化学品。

出现以下情况可预约门诊

- 伴有发热,超过 48 小时。

- 超过一周的咳嗽。

- 咳嗽伴胸痛。

- 小于 2 个月的宝宝。

- 咳嗽影响睡眠。

- 咳嗽伴有呕吐。

哮吼（急性犬吠样咳嗽）的就医指南

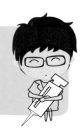

出现以下情况需要去急诊就诊

- 伴有持续的喉鸣。

- 伴有中度以上的呼吸困难。

- 伴有脱水。

- 大量流口水或吞咽困难。

- 咳嗽时口唇发紫。

- 颈部发硬。

- 不能舒服地平卧。

- 伴有冷漠、嗜睡不易被唤醒。

出现以下情况可预约门诊

- 痉挛型咳嗽加重或咳嗽频繁。

- 呕吐或不喝水，但没有脱水的表现。

- 发热。

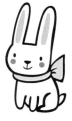

附录 1　儿童用药特别提示

- 治疗感冒、鼻塞的鼻黏膜血管收缩剂，如非处方药甲羟唑啉（达芬霖）、麻黄碱等滴鼻剂一般使用不宜超过 5 天，长期使用会引起鼻黏膜萎缩。

- 有些药物会引起尿色的变化：如铁剂、甲硝唑（灭滴灵）、止喘灵、小檗碱、利福平、维生素 B_2、复合 B 族维生素以及一些复合维生素等。

- 含维生素 C 较多的水果（猕猴桃、橙子等）及维生素 C 不宜与海鲜、肝脏同时食用。

- 宝宝在服用铁剂及中成药时，哺乳的妈妈在宝宝服药期间，应注意避免以下几点：

    a. 妈妈尽量避免饮用茶、咖啡、可乐、可可类饮品；

    b. 避免食用含鞣质多的食物：菠菜（含草酸）、甘蓝、山楂、柿子等；

    c. 有些药物与食物同服时会影响药物的吸收，此类药物须与食物间隔 2 小时，如国产的阿奇霉素、某些免疫增强剂、治疗腹泻的黏膜保护剂如蒙脱石散等。

- 一些含杏仁成分的中成药，健儿清解液、感冒清热颗粒、需要与含酒精的制剂分开服用；服药期间少食醋、酸性饮料、水果、肉禽蛋、白糖等酸性食物。

- 有些家长认为西药不安全，给宝宝经常吃些中成药，有些中成药中含有重金属，如"丹剂"中含有朱砂（含汞），此物蓄积体内不易排出体外，不适合长期服用。

●麻黄本身有发汗作用，如果与对乙酰胺基酚、布洛芬等退热药同服时，应格外慎重，以免引起婴幼儿出汗过多，引起脱水。

●服用非处方药物诸如维生素、微量元素类药物如钙、锌、多种维生素时，应与含钙量高的食物（如牛奶、乳制品、蛋黄、海带、紫菜、猪牛骨等）间隔一段时间服用，更有利于药物的吸收。

●服用处方药物如抗生素要注意服用足够疗程，不要症状减轻后马上停药；液体药剂要注意用精确的量器服药，用前需将药液摇匀后服用。

药物的一般保存方法

●任何药物均应放置在远离儿童的地方，避免婴幼儿抓到后误服。

●药物应保存在阴凉处，避免太阳直射及远离热源。

●药品应放置于干燥的地方，不要储存在浴室、厨房的水池旁及其他潮湿的地方；高温及潮湿会使药物分解变质。

●生物制品、开瓶的糖浆及眼用制剂须冰箱内2摄氏度~8摄氏度保存，如血液制剂、蛋白制剂；某些益生菌，双歧杆菌、双歧三联活菌等。一些儿童剂型的口服抗生素制剂，溶解后需冰箱保存，同时应注意药物溶解后的保质期，如力百汀糖浆，溶解后保质期为7天；头孢克洛糖浆溶解后为14天不等；眼用制剂、雾化吸入剂打开包装后，保质期一般在30天。

●任何药品在服用前，尤其是一些非处方药品在服用前一定仔细阅读说明书，注意给宝宝服用安全、有效、副作用小、在保质期以内的药物，不要因为用药不当而使宝宝的健康受到损伤。

附录2 婴幼儿身长、体重曲线图

中国 0~3 岁女童身长、体重百分位曲线图

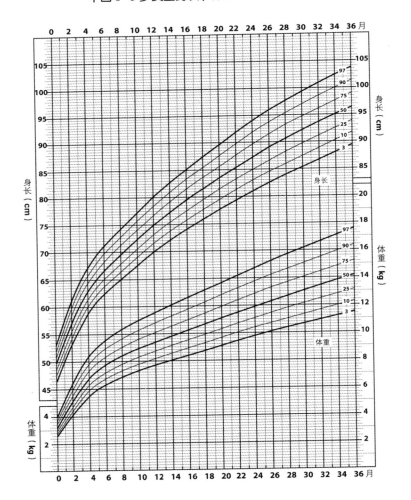

中国0~3岁男童身长、体重百分位曲线图

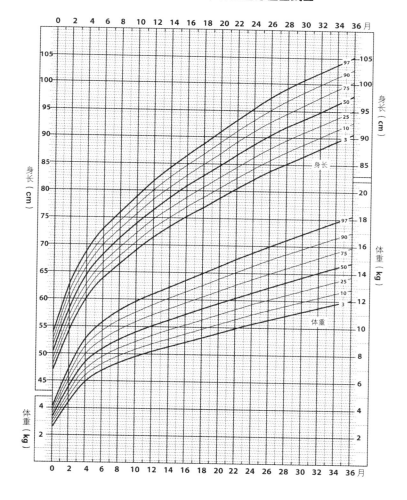